# Lena Holfve

## Mögelförgiftad

Utmattningsskolans serie om
förgiftningsrötter

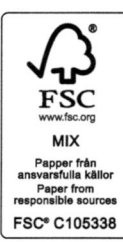

Mögelförgiftad
- Utmattningsskolans serie om förgiftningsrötter.
Andra upplagan 2018. © Lena Holfve 2017
ISBN: 9789176999837


Omslag: Manesh Gopalakrishnan,
www.capricorntechnologies.co.in

Förlag: BoD - Books on Demand
Stockholm, Sverige
Tryck: BoD - Books on Demand
Norderstedt, Tyskland

Av Lena Holfve Tidigare utgivet:

Sömnlös: Utmattningsskolans del 2; Fri från sömnstörning!
(2018) BoD – Books on Demand

Utmattad – Utmattningsskolan del 1: Fri från hjärndimma!
(2017) BoD – Books on Demand

Botten Upp (2017)
BoD – Books on Demand

Det händer aldrig mig (1997)
Bilda Förlag

Är barn allt? (1992)
Rabén&Sjögrens Bokförlag AB

Botten upp (1989)
Rabén&Sjögrens Bokförlag AB

Utanför (1989)
Rabén&Sjögrens Bokförlag AB

Könskriget (1988)
Rabén&Sjögrens Bokförlag AB

Fyy 17! (1987)
Rabén&Sjögrens Bokförlag AB

Mordet på Törnrosa (1985)
Rabén&Sjögrens Bokförlag AB

Ett Södermalm som gör dig varm (1984)
Swedmedia

Häktad på sagolika skäl (1984)
Rabén&Sjögrens Bokförlag AB

I

Älska lagom (1984)
Rabén&Sjögrens Bokförlag AB

# FÖRORD

En av de stora förgiftningsrötterna som leder till diagnosen "utmattningssyndrom" är mögel. Det förnekas till stor del i Sverige men erkänns i andra länder som är mer humanitära mot sina medborgare.

En som är svårt drabbad av det kan mycket väl låta så här: "Hej jag heter NN och mår så dåligt.... sitter mest o grinar el glor i taket... blir skickad runt till psyk...som ställer olika diagnoser...inget hjälper....till vårdcentral...inget fel...fick antidepp, och Concerta...fick en allergichock...ringde 112....ingen ork kvar...tappar hår, tänder, depression, humörsvängningar, irriterad, sömnproblem... minnesrubbningar...minnesbortfall, fryser, kokhet, rinner från vänster öga o näsborre...nervös, äter dåligt, orkar bara inte,, vill inte visa mig el ha det så här mer... rädd för allt...känner mig döende...kämpar ensam... finns ngt ställe o lägga in sig på... jag är ett vrak o vet inte vad jag ska göra först...el vem som kan hjälpa mig...förvirrad, desperat... NN"

Vi har många i Utmattningsskolan.se som har identifierat sitt mögel, och som aldrig får någon som helst hjälp inom vården, trots att Folkhälsoinstitutet är mycket medvetna om hur enormt många de är. Du möter några av dem i boken som också har en egen hemsida; www.mögelförgiftad.com.

Denna bok är tillägnad alla som åker ut och in som skottspolar på psyket, och som kanske är de mest maktlösa vi har i de utmattades led. Aftonbladet skrev hösten 2017[1] om en kvinna som hade försökt sluta med antidepp i fyra år och det är vad som ges till bland annat de mögelskadade.

Du kommer förstå längre fram varför jag kallar dem för "de maktlösaste vi har". Just för att situationen är som den är i

---

[1] http://www.aftonbladet.se/halsa/a/4ag1G/jag-har-fatt-mitt-liv-forstort-av-medicinen/promo

Sverige har jag valt att skriva boken och varva mellan ömsom hopp och ömsom förtvivlan för att jag själv, och du, ska stå ut.

En kvinna i Utmattningskolan skrev: "Jag har alla symtomen men det kallas för psykisk ohälsa!!!" Vi har 1,6 miljoner som äter någon form av psykofarmaka, och enligt Folkhälsoinstitutet är 1,7 miljoner drabbade av mögel. Samband?

Idag finns det forskning som kopplar mögel till bland annat personlighetsförändringar, aggressioner och depressioner, och vi ska studera det längre fram. Kopplingen mögel – sjukdom förnekas i Sverige förutom att man medger att toxinerna kan ge lite astma. Den läsare som tror det har goda chanser att få en chock längre fram.

Det finns fler förgiftningar som kan ge "utmattning", men mögel är en av de stora, och därför börjar jag med mögel i Utmattningsskolans serie om förgiftningsrötter. Vi har också hittat många som är förgiftade av toxiska metaller (det som ibland kallas tungmetaller), aparta virus samt parasiter.

Lena Holfve

## EN MÖGLIG HISTORIA AV UMS-MEDLEMMEN PETREA KARLSSON

Det var en fläck på väggen, den var helt torr, det luktade inget, en gammal åtgärdad vattenläcka från taket, ingen fara alls typ. Sedan jag flyttat in i huset för drygt sex år sedan har jag långsamt, långsamt blivit sämre igen i mitt utmattningssyndrom, ökad trötthet, huvudvärk, kronisk snuva, ofta ögonmigrän.

Jag tänkte inte på mögel trots att jag varit utsatt för det en gång tidigare i en lägenhet där ventilationen inte fungerande. Det blev kondens och jag låg och sov bredvid en fläck (som doldes av möbler) med både grönt och svart mögel. Den gången trodde jag att jag var döende, jag blev jättesjuk och det enda jag önskade var att lägga mig ned på golvet och sova och låta mig bli uppsopad på en skyffel av någon.

Men när vi upptäckte odlingen i väggen och jag stängde dörren om sovrummet och flyttade ut i vardagsrummet så piggnade jag på mig ganska direkt. Alla tyckte så synd om mig för att jag behövde bo så trångt lagom till jul. Jag var istället så lycklig och tacksam över att jag inte höll på att dö.

Trots den erfarenheten kopplade jag ändå inte att det kunde vara mögel som gjort mig sämre de här senaste åren. Processen var så mycket långsammare, inte ens när jag fick kronisk snuva efter några år, som höll i sig konstant, tänkte jag mögel.

Det är över femton år sedan jag "gick in väggen" rejält, jag kraschade totalt och jag hade ingen anledning att tro något annat än att det var stress och enbart stress. Klart att det var arbetet, hemmet, livsförhållandena, som faktiskt var en katastrof. Jag lovar, det var inte svårt att tro att min sjukdom berodde enbart på stress.

Jag har aldrig under de här femton åren mått bättre än vad någon gör tre veckor efter en influensa, och kraschade gjorde jag två till tre gånger per år. Men när man mår så är man ju nästan frisk, tillbaka i jobb en del i alla fall.

Sedan började det långsamt gå bakåt igen, trots suveränt stress-fritt arbete som jag stormtrivdes med, förstående chef som juste-rade arbetsuppgifterna så fort jag blev sämre, bra kollegor, fan-tastiska vänner, bra relationer överlag, tryggt hemförhållande med stabil, bra partner och trygg i mig själv. Trots alla redskap jag fått genom åren i hur man ska hantera stress så blev jag bara sämre och sämre.

Jag nämnde influensa innan, blanda in baksmälla (en rejäl en, som om du partat i en vecka, fast du inte har druckit alls) och senildemens så har du konceptet. Dag efter dag, vecka efter vecka, månad efter månad och år efter år.

När jag "firade" fjorton år som sjuk började jag för första gången under alla dessa år tvivla på att jag någonsin skulle bli frisk igen. Men ge upp är inte min grej, jag bestämde mig för och skrev ned, att jag skulle fira mitt femtonde år genom att bli frisk.

Jag började med djupmeditation en timme varje dag, och jag blev långsamt bättre, piggare, faktiskt nästan pigg, sedan kra-schade jag igen. Jag försökte verkligen fortsätta meditera, men orkade inte sitta upprätt, somnade bara, kände mig enbart yr och konstig, det var bara plågsamt.

Blev utredd av företagshälsan. Beskedet blev att läkaren inte hade sett någon någonsin med min sjukdomsbild och sjuk-domshistoria bli frisk. Han ville helst sjukpensionera mig helt, men trodde inte att försäkringskassan skulle godkänna det. Han satte min arbets-förmåga till max, på sin höjd, eventuellt 25 % och han var rädd att jag skulle bli helt sängliggande om jag fortsatte att kämpa.

Han lade också till diagnosen PTSD på mig, men trodde att te-rapi skulle vara för tufft för mig att klara. Jo, jag trodde också PTSD, något måste man ju tro att det beror på. Något måste det ju vara som är felet. Jag har genom åren haft diagnosen ut-mattnings-depression, fast jag inte var deprimerad utom allra,

allra först när jag blev sjuk, sedan fick diagnosen heta utmattningssyndrom.

Men jag hade till slut alla kriterier för me/cfs, det som förr kallades kroniskt trötthetssyndrom, och inte heller det finns det något botemedel för. En läkare skickade flera remisser för att utreda om det var det jag hade. Alla remisser kom tillbaka, det fanns inget utrymme för att utreda mig. Med mitt nedskrivna mål, att fira mitt femtonde år som sjuk genom att bli frisk, såg det inte så ljust ut.

Då fann jag Utmattningsskolan på nätet via en grupp på FB. Jag gick med och provade, trots att det mesta jag trodde och visste om utmattningssyndrom ställdes på huvudet. I början kändes mycket knasigt och annorlunda i tänket, men det var ingenting dyrt och ingenting som var farligt och jag hade som du förstår inget att förlora. Mina framtidsutsikter var som sagt inte så lovande. Vanliga vården hade ju inte heller någon som helst hjälp att ge. Jo, mera samtal, KBT, och så antidepressiva som jag vägrade och som jag faktiskt tilläts vägra eftersom jag hade provat och det inte hjälpte.

I Utmattningsskolan pratas om att utmattningssyndrom beror på inflammation i hjärnan, och det kunde ju lugnt stämma med mitt mående, min hjärna kändes som den var kokt i ständig feber. Efter två veckor märkte jag första effekten av de antiinflammatoriska recepten och råden i skolan. Men det tog tre och en halv månad innan jag hade tillbaka min hjärna helt. Då kunde jag tänka, men jag var fortfarande så fruktansvärt trött.

Men jag hade ställt in mig på att det skulle ta tid, att det inte var någon quick fix, hade jag nu varit sjuk i femton år så kunde jag lugnt ge det två, tre år att bli frisk. När hjärndimman var borta och jag kunde tänka igen var det dags att leta orsaker och med skolans hjälp klura ut varför och hur just jag blivit sjuk. Veterinärer skickar en hårtuss till labb för att få veta näringsbrister bland annat, nu gjorde jag också det.

Jag hittade med hjälp av analysen att jag inte tog upp näring som jag skulle och vissa brister var katastrofala trots bra kost. Enbart det kunde vara orsaken till att jag var sjuk. Min mage har varit kass sedan tonåren, magkatarr, IBS, jag har periodvis ätit mediciner som inte gjort den ett dugg bättre.

Min mage var något bättre efter att jag slutat med gluten, det gjorde jag strax innan jag hittade UMS för min mage stod ständigt i fyra hörn och skrek, men den var ändå långtifrån helt bra. Så något behövde göras åt den, läka tarm med hemkokt buljong bland annat. Jag gjorde även skolans parasitkurs och något hände, piggnade till betydligt och magen blev äntligen lugn och fin på riktigt. Det konstiga är att jag inte har något problem med att äta gluten när jag är utomlands, men här hemma får jag problem.

Sedan fann jag via analysen även tungmetaller, uran som man först på senare år börjat mäta i dricksvatten och bara om man ber särskilt om att de ska mäta det. Det kan kanske vem som helst förstå att det inte är bra att dricka uran år ut och år in? Och att det ligger kvar i kroppen och att man behöver få ut det, när man har slutat dricka det/skaffat filter.

Sedan var det dags att titta på den där fläcken på väggen, när jag läste på i skolan var det många av mina symtom som kunde tyda på mögel. Och jag kände ju igen några, ögonmigränen, tröttheten som inte gav med sig trots att hjärnan hade blivit klarare. Och så började jag få besvär i halsen, slemhosta som höll i sig lika ihärdigt som snuvan jag hade.

Vi flyttade ut ur huset innan vi bröt upp väggen, mycket också för att se om jag skulle må bättre när vi inte bodde kvar i samma miljö. När vi öppnade väggen så var det alldeles svart bakom, svartmögel. Sedan sanerade vi, tog bort allt skadat material och behandlade med mögeldödande medel. Vi körde den organiska varianten för att slippa ytterligare gifter. Och så använde vi tea tree-olja, städa och tvätta allt med tea tree-olja, äppelcidervinäger eller bikarbonat. Sedan luftrenare och kombinera med luftrenande växter, NASA har bra koll på vilka växter som är effektiva. Ventilationen i huset ska också ses över, samt eventuellt ska vi även köra ozonbehandlig.

Jag vet inte än om saneringen och städningen kommer att vara tillräckligt. Möglet är åtgärdat, men kommer miljön i vårt hus att bli tillräckligt bra? Ungefär 70 % av alla bostäder i Sverige beräknas vara sjuka hus, mögelskadade, så jag tänker att det är svårt att hitta ett nytt friskt boende. Som jag ser det finns det två läger i Sverige, såklart finns hela spektret, men de här två är som jag ser det starkast, låter mest. Ett läger där mögel inte är farligt alls, inget att bry sig om och inget man blir sjuk av. Medan det andra starka lägret säger släng ALLT du äger och har och flytta. Du kan inte sanera, eller ta med dig någonting. Jag valde att sanera och flytta tillbaka, bo kvar i huset.

Jag har mejlat och frågat min läkare i Indien, som jag fått kontakt med genom Utmattningsskolan, hur de ser på mögel. Under monsuntiden har de mycket mögel, de hanterar det genom att måla väggarna med en speciell färg som dödar mögel, vara noga med att torka och stryka kläderna, stänga in dem torra i garderoben, inte ta in fuktiga saker som skor eller paraplyer etc. Men de har också örter som motverkar skadeverkningarna och de är noga med att bygga upp immunförsvaret och med ett bra immunförsvar så klarar de lite mögel utan att få några problem.

Och det är ju vad jag gör i Utmattningsskolan, bygger upp immunförsvaret, får tarmen och magen att fungera så den tar upp näring som den ska. Men balansen måste fungera, för mögel slår även ned immunförsvaret. Allting är komplext, har man en mage som inte fungerar blir man känsligare för tungmetaller, parasiter, mögel och vise versa. Har man någonting som är i obalans så är det lättare att det fylls på med annat. Lite kan man klara, men när det blir för mycket rinner bägaren över och man kraschar.

Det är svårt med kunskap – trots att vi anlitat professionella experter så verkade inte kompetensen runt mögel finnas. Inte heller den svenska sjukvården verkar ha tillräcklig mögelkompetens. Till exempel som när jag berättade om att jag trodde det var mögel som gjorde att jag rasade och blev sjukare igen, för min läkare och hon sa "Visst, mögel kan påverka." och i nästa andetag frågar hon "Har du haft en traumatisk barndom?"

I Sverige är det så inpräntat, inbankat och "bestämt" att de här symtomen enbart är psykiska, så man ser inget annat. Inte ens när det borde vara uppenbart. När jag även berättade om min kroniska snuva och slemmet i halsen borde väl en läkare förstå? Jag vet att det finns läkare som kan det här, till och med i Sverige. Men jag fick recept på Bricanyl inhalator och kortison. Och så skulle jag ha samtal med en kurator.

Nu efter ett år i Utmattningsskolan, med inre åtgärder mot inflammationer och yttre åtgärder avseende boendemiljön så sover jag som jag ska och jag vaknar återhämtad. Jag kan sova fast jag varit igång en hel dag och jag sover hela natten. Förut kunde jag skotta upp mig och "vara som pigg" (se pigg ut) en dag och betala hårt efteråt med minst två dagar i sängen och må som vid trettionio graders feber. Den överväxeln fungerar inte alls nu, min kropp säger tydligt ifrån numera när jag är trött och jag sover gott.

Jag har inte heller längre några speedade stresspåslag där jag inte kan sova på natten om jag gjort för mycket på dagen. Tidigare var det då omöjligt att sova, uppstressad och uppvarvad. Normalt under åren som sjuk har varit att vakna fem, sex gånger per natt och sedan har jag haft svårt somna om. Visst är jag trött emellanåt nu också, men ingen sådan extrem trötthet som jag hade tidigare med sömn-/vilobehov på minst 16 timmar dygn för att fungera någorlunda, dvs. kunna göra något lite överhuvudtaget. Nu sover jag cirka sju och en halv till nio timmar och fungerar. Bara det är ett underverk.

Min mage är tyst, lugn, snäll och fungerar som den ska. Jag är nästan förvånad, "Va, gör du inte ont!? Inget skrikande!?" Min svullna mage ("Åh, ska du ha barn!") finns fortfarande lite kvar av, men den är på väg att minska. Jag har inte längre ständig huvudvärk, aldrig ögonmigrän numera. Jag har fortfarande kvar vissa spår av värk, stelhet i leder och muskler samt viss lätt huvudvärk ibland, men väsensskilt mot tidigare.

Har fortfarande lite småsår på armar och ben. Under en del av behandlingen under det här året fick jag fruktansvärda kliande eksem på armar, ben och i ansiktet. Jag tror att det var något i min kropp som ville ut. Det blev till att dra ner på behandlingen, backa och ta det lugnare. Jag hade kört lite för fort fram med behandlingen, man ska inte må dåligt även om det ofta blir sämre innan det blir bättre, det får ta tid att få ut gifterna.

Jag har inte längre några dubbelslag eller oregelbundna hjärtslag. (Det berodde förmodligen på att jag hade total brist på kalium.) Inte heller någon ångest, panikångest, som plågat mig i alla år. Jag har varit fumlig, tappade saker, slog i och slog sönder. Jag hade yrsel, det var obehagligt att gå i trappor, kändes som jag skulle tappa balansen. Någon gång föll jag också handlöst, tack o lov inte utför någon trapp. Numera kan jag gå i trappor utan att det känns som om jag nästan ska dö, jag har ingen yrsel längre och det är sällan jag är fumlig, endast när jag är riktigt trött. Och jag är mer som normalt trött nu, när man normalt har anledning att vara trött, nästan som en frisk som är trött.

Jag har varit väldigt glömsk till och från under de här femton åren, emellanåt har jag glömt saker jag gjort totalt. Mina barn och vänner brukar ibland tala om saker jag inte har en susning om. Jag minns inte alls, inte ens nu när jag är bättre, det finns luckor från mina sjukdomsår som är helt svarta. Jag kunde när det var som värst tappa ord, namn och hade nästan omöjligt att komma ihåg saker jag skulle göra. Alla rutiner som man gör automatiskt var borta. Nu är min hjärna tillbaka. Jag minns till och med att krydda maten och borsta tänderna utan problem.

Jag kan tänka, läsa, räkna, minnas saker. Jag har fått mitt liv och mig själv tillbaka, det mesta i alla fall. Min man sneglar på mig och undrar "När kommer kraschen?" men den kommer inte längre. Jag har inte längre som feber i hjärnan, jag kan koncentrera mig, till och med prata siffror och politik utan att hjärnan lägger av direkt.

Jag är tillbaka i arbete, jobbar 25 %, och det känns bra och roligt och rätt lagom för tillfället. Jag skulle i nuläget inte klara av mer, det är fortfarande ett stort jobb att fortsätta mot att kunna bli helt återställd. Så visst, vissa saker är fortfarande kvar, även om jag har mycket mera ork, så får jag vara noga med min energi och vila.

Från en del får jag höra när jag berättar vad jag gjort för att bli bättre "Klart att det fungerar om du tror på det." Jo, placeboeffekten, tankens kraft är inte att förakta, det kan läka mycket. Positivt tänk är viktigt, utan det hade jag nog inte överlevt eller orkat leta lösningar. Men enbart tänka hjälper inte. Och jag har verkligen trott på ALL behandling genom de här femton åren, från SSRI till terapi, till vitaminer, till meditation och positivt tänkande. Så hade SSRI och terapi hjälpt så hade jag varit frisk för länge sedan.

Jag har genom åren gått i terapi, ätit antidepressiva läkemedel, stresshanterat, KBT: at, andats, slappnat av, bearbetat, byggt självkänsla och självförtroende, förändrat och vänt runt hela mitt liv. I och för sig till det bättre. Faktiskt till riktigt bra. Jag ändrade även kosten, såg till att äta bra. Jag trappade själv ut SSRI och åt istället B-vitaminer som fungerade bättre. Läste om candida, allt stämde, slutade med socker och snabba kolhydrater. Blev bättre av det, ett tag. Allting var så, blev bättre ett tag för att sedan krascha igen.

Vissa saker som jag har provat förut har jag hittar igen i Utmattningsskolan, men tidigare har det varit som att rycka hit och dit i lösa trådar lite hur som helst och utan sammanhang. Det är först nu som jag har hittat något som haft en helhet och en röd tråd att följa och som har fungerat. Om vi tar till exempel B-vitamin, något som jag mådde bättre av att äta men som inte gjorde mig helt frisk. Det är EN sak som man kanske har brist på och behöver extra av som utbränd. Men om man inte vet orsaken till bristen, kanske att man har en tarm som inte tar upp näring, har tungmetaller som stressar och bränner olika mineraler och vitaminer? Allt är en helhet och man behöver se till den och även kolla upp vad som gäller för just en själv.

Jag hörde för ett tag sedan om en kvinna med utmattningssyndrom som var på väg tillbaka att snart börja arbeta, istället rasade hon ihop totalt. Många symtom tydde på stroke, hon blev delvis förlamad, tappade talet osv. In på akuten som inte hittade något fel, så hon blir vidareslussad till Psyk, för ALLT sitter i huvudet. Väl hemma och en liten aning återhämtad efter några dagar, så försöker kvinnan ta en promenad. för motion, promenader är ju hennes rehabilitering. Det gick inget bra kan jag säga.

Det kunde ha varit jag i en parallell berättelse om mitt liv hade fortsatt utan att jag hittat Utmattningsskolan. Fastän min läkare som utredde mig och dömde ut mig för drygt ett år sedan var åtminstone klok nog att tycka att jag inte skulle ut och motionera, precis lika lite som man ska träna när man är förkyld. Det börjar bli dags att boka ett möte med honom och berätta vad jag gjort det senaste året.

## MIA – MEDLEM I UMS OCH SJUK NÄSTAN HELA LIVET

Jag har äntligen hittat men också accepterat min rot. Min största rot är mögel, sjuka hus. Jag har spårat tillbaka i tiden och prickat in hela min sjukdomshistoria (17 år) till samband med boende i fuktskadade hus.

Från att jag var ett år bodde vi i en lägenhet som frekvent fick fuktskador i badrummet. Min bror fick aspergers syndrom och jag blev riktigt förändrad och sjuk vid 10-12 års ålder. Jag hade mycket magproblem som liten, innan jag blev sjuk. Skolan jag gick i klass 1-9 var mögelskadad (jag läste i år i tidningen att de har rivit hela byggnaden), mina föräldrar skildes när jag var cirka 14-15 och vi flyttade med mamma till en lägenhet som efter ett tag fick en fuktskada i badrummet.

De som köpte vår gamla lägenhet hörde av sig och sa att det är mögel i badrum och alla sovrum. Vi bodde några år i den nya fuktskadade lägenheten, flyttade sedan till en ny och efter ett tag blev även där fuktskada i badrummet. Efter det flyttade jag själv och bodde i en lägenhet i två av dessa 17 år och mådde bättre, gick ner 30 kg i vikt och kunde vara mer aktiv, sedan flyttade jag hem till mammas hus igen och blev riktigt sjuk.

Därefter flyttade jag till den lägenhet jag har nu och som vi har mögeltestat. Även den är fuktskadad med 10-100 gånger högre halter av mögel än normalt. Dessa fuktskador hanteras inte optimalt eller ens bra, så mest troligt är det ett sjukt hus. Sök på sjuka hus + symtom, eller på engelska sick building + symptoms/mold exposure + symptoms.

Jag blev sjuk vid 12 års ålder (år 2000) och har varit svårt sjuk sedan dess. Då gick jag i grundskolan och skulle börja högstadiet. Jag blev mer och mer trött och fick problem med minnet. Vi sökte hjälp och doktorn gav järntillskott men jag blev bara sämre och sämre. Utmattad, utbränd och väldigt dåligt minne.

Vi sökte hjälp, skickades till BUP (barn och ungdomspsykiatri) fick diagnosen depression och fick medicinering. Tung medicinering, antidepressiva, sömnmedicin, ångestmedicin, men blev bara värre. Kunde inte vakna, kunde inte gå i skolan. De sade att jag var skoltrött. Jag fick väldigt mycket infektioner. Allt från psoriasis över hela kroppen och halsfluss varje månad till herpes.

Jag avslutade klass 9 med godkänt i endast tre (!) ämnen från att ha haft toppbetyg fram till årskurs 6-7. Klarade inte av att börja gymnasiet fast jag provade flera olika skolor (om det nu var intresset som försvagats), men klarade inte det. Jag var så utbränd och utmattad, som en sönderbränd lampa.

Vid en tid när jag bodde i den tredje lägenheten sov jag 23 tim/dygn i flera månader på grund av svår utmattning. Jag fick olika diagnoser från psykiatrin som social fobi, inre depression och säsongsdepression. Medicinering. Vi sökte hjälp igen. Fick lång *neuropsykiatrisk utredning* och diagnos adhd vid ålder 19. Började behandlas med amfetamin. Blev sämre efter en period, med massa biverkningar från de här medicinerna som jag fått under åren.

Jag har aldrig fått chansen att läka och komma ut i jobb till exempel. Jag slutade självmant alla mediciner på en gång på grund av att det inte blev någon förbättring och att jag var less på biverkningar. Började söka alternativa lösningar men som inte heller hjälpte utan kostade bara pengar.

Fick tips år 2015 att kolla borrelia, vilket jag gjorde hos en privat medicinsk analytiker som gjorde mörkfältsundersökning i mikroskop och hittade borrelia. Sveriges blodprover och ryggmärgsprov (med biverkningar!) hittade inte detta. Jag skickade även prover till ett välkänt laboratorium i Tyskland där provsvaren kom tillbaka positiva. Jag behandlade mig med erkända naturmedel mot borrelia, blev lite bättre men inte alls mycket eller permanent.

Jag hittade till Utmattningsskolan i slutet av 2016, jag började kurs ett i Utmattningsskolan, och det var min vändning. Jag fick från vården utredning på smärtklinik i år, 2017, för diagnos ME/CFS samt fibromyalgi. Men det finns ingen behandling. Jag har med hjälp av skolans metoder och rekommendationer blivit mycket bättre. Samt hittat min förgiftningsrot!

Min dotter är tre år och påvisar liknande magproblem som jag hade i början Vi har besökt akuten flera gånger, samt på grund av symptom även skickats på utredning för neuropsykiatrisk diagnos. Vi har kommit så långt att vi kommer att flytta från den här "favoritplatsen" och knappt ta med oss någonting alls. Det svåra blir att hitta ett friskare boende.

SAMMANFATTNING AV SYMPTOM: Trött, dåligt minne, hjärndimma, eksem och infektioner, frekvent halsont och halsproblem, frekvent feber och feberkänsla, kronisk nästäppa, migrän och huvudvärk, extrem utmattning, koncentrationssvårigheter, stress och stressintolerans, deprimerad/ilska/humör-svängningar, magproblem/ibs, förstoppning, sömnsvårigheter, viktproblem, extrema svettningar, dålig hy, synproblem, reproduktiva obalanser/hormonella obalanser, sköldkörtelproblem som ej syns i prover, borrelia, infekterat nervsystem samt ljus- och ljudkänslig.

DIAGNOSER: Candida, adhd, autismspektrum, överrörlighet, me/cfs, matintoleranser, kemikalie- och tillsatsintoleranser, för hög koppar (kopparförgiftning) och fibromyalgi."

## UMS-MEDLEMMEN OCH LÅNGTIDSSJUKA MARIA JANSSON

Jag ska nu berätta min historia för er, hur det gick till för mig att bli mögeltoxinförgiftad, och hur min kamp under alla dessa år har sett ut. Hur jag lyckades komma fram till att mögel är min rot, hur det är att leva med ME/CFS och hur jag ser på framtiden och min starka vilja att övervinna sjukdomar och förgiftningar.

Jag heter Maria och är snart 39 år, jag är mamma till två underbara pojkar på 12 respektive 15 år som jag har ensam vårdnad om. Jag lever i ett förhållande sedan 2011 med min bästa killkompis som jag känt sedan jag var 13 år, han är dock ej biologisk far till mina barn. Vi bor i en mellanstor stad längs kusten i mellersta Sverige, jag är född i Stockholm och flyttade hit 1987 när jag var 8 år gammal tillsammans med min äldre bror och min mor. Staden vi flyttade till är en idyllisk sommarstad som heter Oxelösund, mamma fick jobb omedelbart och lägenhet fann vi i ett bostadsområde kallat Ramdalen som låg högt beläget på ett berg med fem stycken stora huskroppar byggda i betong liggandes i halvmånar. Lägenheten var stor och rymlig, belägen högst upp på tredje våningen med tio meter balkong med utsikt över hela skärgården och det stora skvalpande Östersjön som närmaste granne, och vi klagade inte!

Jag var relativt frisk som barn utan några större problem, fick problem med magen under låg- och mellanstadiet, och fick dagligen ta bulkmedel för att hålla igång magen. Problem med återupprepade hals- och virusinfektioner kom med åren, extremt torr hy med hudklåda, jag fick operera bort halsmandlarna när jag var 15 år och utvecklade magkatarr och nickelallergi. Tröttheten fanns väl normalt där som tonåring utan det blev senare mer påtaglig i vuxen ålder.

Bostadsbolaget vi hyrde av var det största och ledande i kommunen och lägenheterna i Ramdalen var mycket eftertraktade efter renovering gjorts med målning av fasaden och uppfräschade grönområden på gårdarna. Man hade väl inte så mycket hum om hur grannarna hade det med fuktskador och renoveringar direkt förutom att man kallade hyresbolaget för "Fuskbostäder" i folkmun.

När jag var i 18-årsåldern blev jag emellanåt deprimerad men löste svackorna med att måla då jag är väldigt kreativ och duktig på det. Jag flyttade även till min första egna lägenhet när jag var 18. När jag fick veta att jag och barnens far väntade barn så beslöt vi oss för att flytta tillbaka till Ramdalen då det var ett mycket barnvänligt område med nära till dagis och skola. När äldsta sonen föddes utvecklade han astma, allergier mot nötter, stenfrukter (dvs. äpple, päron, kiwi, plommon, nektariner, persikor, m.m.), pälsdjur, kvalster och pollen. Han led också av extremt torr hy och självsprickor. Varken jag eller barnens far hade några sjukdomar eller allergier i botten, barnens far opererades senare för stora polyper det var det enda.

Det var nu i vuxen ålder som man började höra grannar påpeka att det var mycket fuktskador i diverse lägenheter, att det var fukt i källare, dåliga tak och fönster, kalldrag och trasiga fasader på ställen där murbruket släppt m.m. Men det var sällan folk brukade bråka om bristerna utan man väntade på att det blev åtgärdat provisoriskt.

Under min äldsta sons levnadsår behandlades han inom sjukvården med hyposensibilisering, det innebär att man vid regelbundna läkarbesök utsätter kroppen för de ämnen man är allergisk mot i små doser i form av injektioner. Vi höll på med detta i åtta år utan direkta resultat på att han blivit av med några allergier. Under hans levnadsår har tillvaron kantats av täta läkarbesök, svårläkta infektioner, andningsbesvär och ambulansfärder. Jag födde andra barnet 2005, även det efter en normal graviditet, också en son. Denna pojke har inte en tillstymmelse till någon allergi eller annan åkomma utan har varit frisk i sitt liv, undantagsfall då han insjuknade i svininfluensan 2009, som han vaccinerades mot och precis som jag.

Det är sedan då som min ork började sina dramatiskt och jag upprättade kontakt med Öppenvårdsteamet inom psykiatrin på allvar. Jag hade kontakt med dem tidigare då jag genomgick en livskris precis i samband med att jag fick reda på att jag väntade första sonen, läkarna inom psykiatrin hade redan då börjat experimentera med antidepressiva läkemedel medan jag ständigt påpekade att jag inte var deprimerad.

Jag lämnade barnens far när minsta killen var cirka fyra mån och har sedan dess ensam vårdnad om barnen då fadern visade tydliga tecken på samarbetssvårigheter gällande barnen. Det har varit riktigt tufft att uppfostra dem själv, men jag har lyckats mycket bra och får ständigt beröm för att de är så väluppfostrade, artiga och uppför sig så vuxet. Jag blev beviljad en avlastningsfamilj i grannstaden, den stad vi nu bor i, syftet var att avlasta mig så jag fick vara "bara" Maria, men också att barnen bara ska få vara barn.

I och med vaccineringen mot svininfluensan 2009 började min kropp och mitt psyke att halka efter sakta men säkert, vården laborerade med mediciner, det höjdes och sänktes doser, byttes hela tiden läkemedel utan märkbara resultat till förbättring. Vi bytte 2008 lägenhet inom samma bostadsområde. Det började med att de fick renovera en fuktskada i ena sovrummet pga. att tegelfasaden hade släppt på utsidan så fukt hade krupit in. Sovrummet låg i anslutning till badrummet så logiskt sett borde de redan då vetat om att det förekom fukt i väggen, vilket skulle komma att bli ett mycket stort problem något år senare.

Sedan jag tog studenten som undersköterska med inriktning psykiatri så hade jag arbetat med äldre psykiskt sjuka som var "sönderhospitaliserade" och som hade bott på ett nerlagt psykhus och därmed aldrig vistats i samhället. Otroligt intressant och givande jobb. Samtidigt gick jag på "timmar" på en avdelning med rättspsykiskt sjuka, på barnomsorgen m.m.

2009 började jag jobba inom Kriminalvården som kriminalvårdare på anstalten samt på häktet. Jag trodde då att all trötthet berodde på arbetet och min muskelstelhet och smärta efter svininfluensasprutan var normala biverkningar som kunde uppstå. Det kanske det också var, men nu i efterhand kan jag se att mycket kanske berodde på mina val av arbete och allt vad det innebär att vara ensamstående med två barn, men det var även något annat som jag inte kunde sätta fingret på.

Jag jobbade inom Kriminalvården i två år och den 1:a advent 2010 somnade min styvfar hastigt in efter en kort tids cancersjukdom. Eftersom jag har en sådan personlighet att jag alltid varit den som finns till hands och som ställer alltid upp för vänner och bekanta, alltid varit den som ställt upp och tagit på sig jobb så föll det mig naturligt att vara den som hjälpte min mor med allt som behövde göras, som begravning m.m. Också att ta hand om henne i hennes sorg och samtidigt att finnas för barnen i deras sorg. Våren 2011 blev jag ett par med min killkompis som jag känt sedan barndomen. Det stack i mångas ögon att vi blev ett par men det brydde jag mig inte om, året var mycket tungt och jag brakade samman på hösten och blev sjukskriven lucia 2011 för utmattningssyndrom.

Året efter kantades av återkommande gallstensanfall som sedan ledde till en akut operation där hela gallblåsan plockades bort. Jag var alltid ständigt trött, hade i perioder svårt att andas, fortfarande problem med torr hy och värk i kroppen m.m. Fortfarande laborerade de med antidepressiva läkemedel och sjukskrivningen blev förlängd med insomningstabletter som följd. Jag utvecklade kraftiga sömnstörningar p.g.a. extrem ihållande trötthet, jag började omedvetet isolera mig från vänner och familj, började få minnessvårigheter, blev mer eller mindre utslagen vid aktiviteter oavsett om de var roliga och givande.

Jag blev mer och mer frånvarande i mammarollen och orkade inte hitta på något med barnen, utan min sambo skötte nästan allt. Jag började misstänka att det var fukt i lägenheten och kontaktade fastighetsansvarige och begärde fuktmätning. En saneringsfirma satte in en apparat som skulle stå ett dygn för att mäta om det fanns spår av skadliga mikroorganismer i luften. Efter någon veckas väntan så tröttnade jag på att någon skulle höra av sig så jag kontaktar Skadeteknik själv och får hem mätningsresultaten. Man behövde inte vara Einstein för att se att något var galet.

Jag kontaktar då hyresbolaget och påpekar mätresultaten och får en utskällning, de menar att det inte var min uppgift att ta kontakt med dem. Jag säger då att det är som jag tror att det är fukt och att jag kräver en mätning då min äldsta son är som en mögelhund och känner precis som jag att någonting inte är bra. Efter mycket om och men kommer det en man från saneringsfirman utrustad som i filmen Ghostbusters med en apparat på ryggen och en stor mätare som tjöt i all världens regnbågsfärger i nästintill alla väggar, han var omåttligt förvånad över att mätaren gav så starka utslag i innerväggarna. Strax efter hans besök finner jag svartmögel bakom badkaret och ringer hyresvärden. Någon vecka senare kommer fastighetsansvarige och tittar och medger att det är mögel. De drar igång en renovering av badrummet där de bilar och håller på i cirka två månader tills det är klart, hela tiden bor vi kvar i lägenheten då de ansåg att vi hade ju en liten toalett till med duschmöjlighet.

När jag en månad senare står och duschar noterar jag att väven ser uppblåst ut och håller på att krackelera så jag ringer hyresvärden igen och påtalar skadan och säger att antingen är det dåligt underarbete eller så är det fortfarande fukt kvar. Svaret jag fick var att det inte var fukt kvar och att arbetet var utfört av professionell byggfirma. Men jag tillhör inte den kategori som nöjer sig med ett sådant svar utan vet jag att jag har rätt så strider jag för det tills saken är utredd, på så sätt har jag ibland varit ganska obekväm för arbetsgivare, och i detta fall hyresvärden. Att vara påstridig och alltför ärlig kan i vissa fall vara till ens nackdel då man ibland blir illa omtyckt, men det struntar jag i.

Jag får tillslut dit fastighetsansvarige som mäter väggen och även ser skadan och efter mycket om och men går med på att göra om arbetet och då helkakla duschdelen vilken de bara vid första renoveringen halvkaklade. Ännu en omfattande badrumsrenovering startade. Vi bodde kvar i ett och ett halvt år tills vi bestämde oss för att flytta till Vagnhärad och byta kapitel i våra liv. Två dagar efter det att jag lämnade in nyckeln till lägenheten får jag ett samtal från min granne som undrar vad som händer i min lägenhet, hon berättar att de har plomberat ytterdörren som är totalt inplastad, kantad med varningstejp och prydd med en stor varningsskylt med texten: "Varning! Tillträde förbjudet, asbestsanering pågår."

Jag hade fått en faktura från bostadsbolaget att det var en reva i parketten samt att två stycken våder var förstörda som jag skulle bli tvungen att ersätta, summan var på 6005 kr. Strax efter fick jag ett brev från dem där det stod: Att om jag höll tyst om repressalierna angående min lägenhet så skulle fakturan jag fått från dem makuleras. Strax efter brevet skickade de en faktura där det klart och tydligt står att den är makulerad. Jag var vid det här laget alldeles slut mentalt och orkade inte bråka mer med dem utan var bara glad över att ha flyttat från lägenheten och slippa allt tjafs som man haft med dem under alla år, så tyvärr kastade jag "mutningsbrevet" och koncentrerade mig på att istället installera oss i det nya boendet vi hyrde på en hästgård.

Efter drygt en och en halv månad i det nya boendet blev äldsta sonen mycket sjuk då han reagerade kraftigt på mögel, och tack vare mina personliga ombud som jag anlitad med hjälp mot vården i första hand, hittade de ett akutboende hos en kvinna i Trosa, i hennes undervåning i en suterrängvilla. Vi flyttade genast dit medan min sambo blev tvungen att vara inneboende hos sina föräldrar som också bodde i Ramdalen. Barnen åkte buss mellan kommunerna för att ta sig till sina skolor i Vagnhärad. Jag spenderade nästan dygnet runt med att söka permanent bostad, jag skrev in mig i varje bostadskö som fanns i hela länet, mejlade, skrev sökes-annonser, ringde och svarade på annonser.

Jag var helt slut mentalt, och våren 2015 blev jag väldigt sjuk med luftrörskatarr, dubbelsidig lunginflammation, bihåleinflammation och öroninflammation, jag var fortfarande sjukskriven för utmattningssyndrom men fick fortfarande ingen relevant hjälp från psykiatrin mot mitt mående. Jag tog själv kontakt med smärtkliniken i Södertälje för min värk i kroppen och min whiplashskada i nacken som nu gjorde sig påmind då stressen satte sig muskulärt i skuldror, axlar och nacke samt att mina käkar låste sig. Jag påbörjade smärtlindrande åtgärder för det sistnämnda, men var sjuk hela sommaren och ägnade all min vakna tid åt att söka bostad.

Till slut blir vi erbjudna att hyra ett litet hus på 50 kvm, utan el, vatten, värme eller avlopp av en bonde i Nyköping. Vi åkte dit och tittade på huset som låg idealiskt och bara fem minuter till centrala Nyköping men ändå på landet. Vi såg potential och stora möjligheter men tackade nej tre gånger till honom då varken jag eller min sambo hade möjlighet att ta lån i banken för att kunna göra huset möjligt att bo i.

Bonden sa då att han var villig att stå för alla installationskostnader gällande att installera braskaminer, dra vatten och gräva avlopp samt att han ville sätta solpaneler på taket, och min sambo skulle bli anställd av honom för att bygga ut huset med 50 kvm. Vi funderade på erbjudandet fram och tillbaka och såg vår möjlighet till ett bättre boende och vi skulle slippa vara inneboende. Jag hade förutom alla infektioner och sjukdomar börjat snarka något fruktansvärt enligt min sambo och jag var alltid täppt i näsan.

När vi började packa inför flytten till Ryttartorp så skulle min minsta son gå in i pannrummet för att hämta våra tillhörigheter som stod där i kartonger, det klafsade under fötterna på heltäckningsmattan och väggarna var alldeles kalla och fuktiga, under bäddmadrasserna och under sängarna fann vi svartmögel. I stort sett det mesta av det som var i soppsäckarna så som kläder och andra textiler var bara att slänga direkt, det jag då inte hade någon aning om var hur pass farligt svartmögel var eller att mögelsporer sätter sig i bohaget och följer med i varje flytt. På så sätt bär man med sig problemet till nästa boende som resulterar i att det dåliga måendet och allt det som mögelsporer ger upphov till också följer med.

Väl i Ryttartorp byggde min sambo bland annat ett sovloft till barnen, vi väntade på att bonden skulle installera det som vi hade kommit överens om men det dröjde. Under tiden hjälpte vi honom i hopp om att påskynda hans arbeten på åkern med skörd osv. Vi, och även barnen, utförde diverse jobb åt honom, vi blev lovade lön för mödan men det såg vi aldrig röken av. Jag kontak-tade socialen och berättade om vår situation, hur vi bodde och att det var stora brister i boendet som inte blev åtgärdade som lovat. De gjorde även hembesök utan att agera, vi bad om hjälp med att hitta boende men fick bara till svar att de var ingen bostadsförmedling.

Medan vi med egna medel köpte gasolkamin, gasolspis och 12 V lampor som drogs med hjälp av bilbatterier. Vi fick låna en Porta potti (en portabel kemtoalett), och av en vän fick vi låna ett bensinaggregat som gjorde att vi korta stunder hade ström inomhus. Min sambo byggde om köket så att vi fick ett separat rum avsett till toaletten, samt att han byggde ett kök. Trots att vi försökte prata med bonden så hände ingenting.

När vi vaknade i början av december med 6° C kontaktade jag kommunen igen och krävde ett boende för det var omöjligt för oss att bo kvar. Vi fick då ett rum på det lokala vandrarhemmet, vi hade ingen möjlighet eller fick någon hjälp med att magasinera våra tillhörigheter utan blev tvungna att lämna en hel del. Mitt mående var katastrofalt, jag hade kollapsat under hösten p.g.a. stress och hade blivit tillsagd att inte utsätta mig för stress, något som för mig var omöjligt. Jag kände mig maktlös som mor, att jag inte kunde finna ett tryggt boende för mina barn och kände mig mer eller mindre värdelös. I en och en halv månad bodde vi på vandrarhemmet tills jag fann en lägenhet att hyra i andra hand på ett år, äntligen skulle jag få andas ut, trodde jag.

Vi flyttar in i lägenheten och skriver kontrakt på ett år, lägenheten var nyproduktion och det är enda gången som vi är symtomfria, förutom att jag åkte på njurbäckeninflammation och blev inlagt på sjukhus en vecka. Väl hemma igen började jag söka permanent lägenhet till oss, men då barnens far gjort urkundsförfalskning i mitt namn så har jag ett "fryst" ärende hos Kronofogden, och även om det är polisanmält så är det ändå en anmärkning och det försvårar min möjlighet att få hyra bostad då de flesta hyresvärdar kräver att man är prickfri.

Efter två mån får kvinnan vi hyr av för sig att hon ska flytta hem igen då hon fått trubbel med sin pojkvän. Paniken stiger inom mig då vi nu riskerar att bli bostadslösa igen om jag inte finner en bostad riktigt kvickt. Jag hade under hösten ansökt om ett så kallat kommunkontrakt, dvs. att kommunen står på ett bostadskontrakt som säkerhet i två år och om man har varit skötsam så överlåts kontraktet och blir ett förstahandskontrakt. När jag kontaktar kommunen för att höra hur ärendet har skötts, så hade de slarvat bort det och jag blev tvungen att ansöka om ett nytt, vilket kan ta upp till sex månader.

Jag fick fortfarande ingen hjälp av kommunen att hitta bostad, utan sökte med ljus och lykta överallt. Fann då en tråd på Facebook om en kille som behövde flytta omgående, jag kontaktade honom och sa att jag var väldigt intresserad. Jag stod i bostadskön men skulle aldrig ha en chans. Jag samlade alla mina krafter och allt mitt mod för att ringa upp hyresvärden och berätta vad vi gått igenom, hur min nuvarande situation såg ut och hur den skulle se ut inom en snar framtid, nämligen att vi skulle stå utan boende.

Jag tog mod till mig och ringde, de skulle ha ett möte i styrelsen för att diskutera min situation och om de skulle låta mig få gå före i bostadskön. Den väntan som varade över helgen var nog den längsta väntan i hela mitt liv och beslutet som kom via ett telefonsamtal gjorde mig hysteriskt jublande glad, vi skulle flytta!

Strax efter det jublande beskedet så får jag blödande magsår och blir insatt på en antibiotikakur men reagerar på magsårsmedicinen och får kraftig andnöd och min minsta son som var hemma larmar ambulans. När ambulanspersonalen störtar in i köket där jag befinner mig segnar jag ner från stolen och tappar medvetandet, och det blir ilfart till sjukhuset. Efter den händelsen är jag extremt överkänslig och reagerar på läkemedel, födoämnen m.m. Det blir många, täta besök på akuten med otaliga ambulansfärder som följd.

Den 1 juli 2016 kommer flyttfirman som jag krävde av kommunen att jag skulle få då jag sa att jag flyttar inte och bär en gång till för då kommer jag att kollapsa. Men packade kartongerna gjorde vi själva, det var mycket ångestladdat för både mig och barnen. Dit vi flyttar är en stor trea omgjord till 4 rum och kök på 90 kvm med stor balkong, enda nackdelen tycks vara att vi ej kan släppa ut våra två katter. Lägenheten är väldigt skabbig och sliten så jag kräver att det måste åtgärdas och kräver att få se tidigare besiktningskontroll. Till slut får jag min vilja igenom och alla väggar omtapetseras och nytt golv läggs i vardagsrum.

Allt tycks vara frid och fröjd, bara det att jag får vara frisk en vecka, sedan åker jag på akut njurbäckeninflammation igen som sedan kantas hela sommaren av infektioner och allergiska reaktioner med mycket kortisonbehandlingar som följd av alla reaktioner. Under hösten får jag otaliga astmaanfall, jag som aldrig varit allergisk eller haft astma i hela mitt liv. Jo, när jag var 32 år och en morgon skulle äta kiwi och fick andnöd och fick åka till sjukhuset, då bodde vi i Ramdalen.

Men hade aldrig varit så sjuk som nu. Jag hade stora problem med en intensiv klåda som höll på att göra mig galen, ständigt täppt i näsan med ständigt blod i snoret, orken fanns knappt, jag var ständigt trött, om jag gjorde aktiviteter så blev jag sängliggande någon dag efteråt, ständigt ont i halsen, lederna värkte, musklerna värkte och ständiga njurstensanfall som slutade med ambulansfärder till sjukhus.

Minsta sonen är väl den som har skonats som tur är, medan äldsta killen som nu är 15 år är så bra medicinerad från Astma-/Barnkliniken att han har problem med blodblandat snor, magproblem, andningsproblem och tyvärr har han utvecklat ångestproblematik. Min sambo har problem med tarmen som han nyligen har opererat, blodblandat snor, depression, ångestproblematik, sömnstörningar m.m. listan kan göras lång.

Hösten 2016 söker jag hjälp för min ångest som jag utvecklat då jag känner inom mig att det är något allvarligt fel på mig medan sjukvården påtalar att alla prover ligger inom godkända referensvärden. Jag är jättefrustrerad och lägger för första gången in mig på Allvården då jag kräver att de tar reda på vad det är för fel på mig. Man upptäcker då att jag har råkat ut för en binjurekollaps och det blir ett antal provtagningar och övervakning, jag är fortfarande sjukskriven för utmattning men får nu även diagnosen ME/CFS (Myalgisk Encefalomyelit/Chronic Fatigue Syndrome). Med enklare ord kroniskt trötthetssyndrom som är en neurologisk sjukdom, och jag får även veta att jag har fibromyalgi.

Under denna tid börjar jag att försiktigt medicineras för min adhd och medicinen trappas upp med yttersta försiktighet för att undvika eventuell allergisk reaktion. Binjurarna återhämtar sig sakta men säkert men det fysiska måendet är riktigt dåligt och jag får återkommande njurstensanfall och svårläkta infektioner hela den våren, kantat med den intensiva klådan, och jag blir mer och mer sängliggande mot min vilja, jag vill så mycket men kroppen säger ifrån. Jag känner alltmer tydligt att det är något som är allvarligt fel på mig och jag känner mig så frustrerad över att ingen hittar något fel på mig.

En dag så dimper det ner ett inkassokrav från Kustbostäder, de som var min gamla hyresvärd i Ramdalen, kravet gäller den makulerade fakturan, jag blir både arg och förvirrad men ringer upp inkassobolaget och frågar vad som händer vad det är frågan om. Jag får till svar att ärendet har kommit till dem och att Kustbostäder kräver mig på summan 6005 kr för den skadade parketten och revor på tapetvåderna. Jag blir arg över att bli krävd på en faktura som är makulerad, den existerar inte. Och trots alla flyttar vi gjort (sex stycken på ett och ett halvt år) så har jag märkligt nog sparat den fakturan där det står klart och tydligt att den är makulerad så jag har bevis.

Jag har mått alldeles för dåligt för att orka strida mot dem, visst har det dagligen malt i huvudet hur illa vi har blivit behandlade och hur de har mörkat mögelvärden. Varför sanerade de mot asbest så fort vi flyttat? De måste ju haft vetskap om onormala värden när vi fortfarande bodde där utan att berätta det för oss, varför plomberade de lägenheten och utförde något arbete i lägenheten då badrummet var nyrenoverat och nytt kök?

Frågorna har varit många men jag har försökt att förtränga den tiden och att jag klandrar mig för att jag glömde kontakta Hyresgästföreningen under tiden vi bodde där. Men nu var jag taggad och arg över att de skickat fakturan till inkassobolag så nu skulle jag strida för upprättelse för mina barns skull, jag ville inte att de skulle komma undan med vad de gjort, inte utan strid mot mig!

Jag kontaktade en jurist på Hyresgästföreningen som tog sig an uppdraget men som jag efter dessa månader känner att jag inte får den respons från som jag trodde jag skulle få, utan får istället mejl från honom med tvivel om fortsatt drivande av ärendet där han hela tiden ifrågasätter möjligheten att lyckas. Det har gått så lång tid och värdena som Skadeteknik gjorde visade inte avvikelser, men varför gjordes då en omfattande renovering två gånger och hur kommer det sig att jag då fann svartmögel? Varför plomberades lägenheten och vilka arbeten gjordes medan lägenheten var plomberad? Jag har ställt så många frågor till honom utan att fått några svar trots att jag har mejlat honom ett flertal gånger.

Efter att ha tagit hem bland annat kläder och saker från förråden i Ramdalen har jag fått sådana kraftiga klådanfall att jag direkt blivit tvungen att kasta ut det i förrådet, och det var vid de tillfällena som jag kopplade ihop det med mina kraftiga klådanfall de gånger som jag vistades i mitt badrum. Varje gång jag skulle duscha fick jag tvåla in mig fort och springa ut till mitt sovrum och kasta i mig tre stycken Tavegyl som är klådstillande vid allergiska reaktioner, samt en tablett mot ångest då klådan var så intensiv att det framkallade en panikångestattack hos mig. Sedan fick jag tvätta håret över badkaret en annan dag och så höll det på.

En dag när jag duschade såg jag att badrumsväven var alldeles bubblig. MÖGEL igen? Det var inte sant! Jag kontaktade min nuvarande hyresvärd och påtalade det jag sett, fastigansvarige kom och mätte och visst var det fukt. Han menade dock att det räckte med att ta bort de tre översta kakelplattorna för det var enbart där fukten var. Arbetet skulle köras igång när han kom tillbaka från sin semester någon vecka senare, men jag mejlade honom efter det att han varit hemma hos oss och krävde att det skulle påbörjas innan hans semester och berättade hur angeläget det var för oss för att vi mådde så dåligt av det, och på grund av det borde ärendet ha högsta prioritet.

Vid samma period, alltså nu i somras, hade jag av en slump kommit i kontakt med Utmattningsskolan på Facebook och hade gått med i gruppen. Jag hade med mycket möda tagit mig till affären och med hjälp av min 15-åriga son handlat hem in- gredienserna som man behöver för att göra den omtalande guldmjölken. Jag hade kikat runt på skolgårdarna och fått så mycket information om allt som jag undrat över, jag läste bland annat om att man skulle hitta sin förgiftningsrot och det var nu som allt föll på plats.

Det måste helt klart vara mögel som var min rot då jag tänkte tillbaka på mitt liv, som jag försökt att förtränga, men många pusselbitar föll på plats när jag fick diagnosen. Likaså när jag fick veta om fibromyalgin, även om jag hade testats för artros något år tidigare med både röntgen och tagit blodprov utan att det visade artros då, men fick berättat för mig att man kan ha det utan att ännu syns förslitningar. Men det stod solklart att mögel troligtvis var min rot eftersom jag hade vistats i så kal- lade sjuka hus sedan 1987, det är snart 32 år av mitt liv då jag om några månader fyller 39 år.

Möglet har alltså följt med oss under alla flyttar samt att vi har haft oturen att hamna i bostäder som varit fuktskadade. När jag tänkte efter på våra måenden insåg jag hur vi har utvecklat al- lergier, astma, olika sjukdomar och tillstånd som direkt kunde kopplas ihop med "Den svarta förbannelsen". Ett erkänt me- dium jag anlitade av annan orsak, sa att jag levde med "Den svarta förbannelsen" jag tänkte aldrig på att fråga då vad hon menade men tror jag nu fått svaret till mig.

Att läsa om bland annat hur olika symtom kan drabba en var utan tvekan som att läsa om hur jag mår, det var samtidigt väldigt obehagligt att läsa om det och hur det påverkar människor som vistas med fuktskador och mögel under lång tid och hur farligt det är, det trodde jag aldrig.

Nu när jag väl hade ingredienserna till guldmjölken och allt stod (och hade stått) någon vecka på diskbänken så var det dags att röra ihop det, så gurkmejapastan blev klar någon gång och jag kunde påbörja min kropps detox. Den berömda hjärndimman man ofta lider av som utbränd hade gjort att jag alltid påbörjade saker men aldrig slutförde dem, jag hade alla nödvändiga ingredienser färdiga framme på diskbänken, skulle det då vara så in i helvete svårt att ta fram en kastrull och läsa ett recept? Jag är fortfarande jättefrustrerad över att jag mår som jag gör, att allt går så långsamt eller att jag inte kommer till skott överhuvudtaget. Jag har tyvärr knappt insett och accepterat att jag *är sjuk* och att jag inte har samma kapacitet och energi som jag hade för sex år sedan. Min kropp svarar inte på signaler längre utan har brutits ner successivt i molekyler.
Till slut tog jag mig i kragen och vevade ihop allt så jag fick klart gurkmejapastan (min sambo fick medverka då jag knappt förstod det jag läste) och gjorde i ordning min första kopp guldmjölk. Varje kväll drack jag guldmjölken, trots att jag inte tycker om kokosmjölk så såg jag varje kopp som medicin och därmed något som skulle drickas för att jag någonsin skulle kunna bli frisk. Jag önskade så att det jag läst om andra medlemmar i Utmattningsskolan, när de skrivit hur de känt sig bättre, blivit klarare i huvudet och blivit av med hjärndimman, skulle stämma.

Efter ett par veckor upplevde jag mig betydligt bättre, kände mig klarare i huvudet och lite piggare, jag var superglad och blev ännu mer taggad att övervinna mitt tillstånd som utmattad och vinna över alla mögelsporer. En vecka var jag utan guldmjölken och märkte bara under den lilla tiden en försämring. I samma stund mådde jag oerhört dåligt psykiskt efter att ha tagit ut mig ett par dagar och sedan fått världens bakslag som resulterade i ett par dagars sömn. När jag vaknade två dagar senare och insåg att jag missat läkarbesök och viktiga samtal jag borde ha ringt sköljde en våg av skuldkänslor från att vara en värdelös mamma över mig, med efterdyningar av panikångest deluxe.

Jag sa bara rakt upp och ner till min sambo och barnen, att nu lägger jag in mig! Jag hade allt under kontroll, jag hade krävt en ozonrenare i lägenheten i väntan på att renoveringen skulle påbörjas, killarna klarade sig utan mig och de kunde se efter katterna, jag släppte på mitt kontrollbehov och la in mig på Allvården. När jag kom in konstaterades det att jag var/är läkemedelsförgiftad från vården och mögeltoxinförgiftad, och om jag hade sökt läkarvård någon dag senare så hade troligtvis mina njurar hunnit lägga av. Njurarna var så hårt påfrestade och jag var så illa däran fysiskt att det blev en veckas vila samt påbörjad läkemedelssanering innan jag fick åka hem.

De påbörjade rivningen av badrummet den 24 juli och har ännu inte färdigställt det riktigt, elektrikern ska komma idag. De upptäckte att fuktskadan var omfattande och de bilade till och med sönder golvet så att betongkokorna rasade ner i min 96-åriga granne Dagnys badkar så hon höll på att dö av skräck på kuppen. Klart det inte räckte med att ta bort de tre översta kakelplattorna som han hade trott. Huset byggdes 1979 och när de monterade avloppsröret till toalettstolen anslöt rören inte riktigt ordentligt, så varje gång det spolats har det läckt.

En värmefläkt har stått och gått dygnet runt sedan arbetet påbörjades, vi har haft toaletten bortkopplad största delen av renoveringen och då har vi fått gå till Kungshems omklädningsrum tvärs över gården, dit har vi också fått gå för att duscha för det har aldrig varit tal om någon evakueringslägenhet. I 24 dagar hade vi vårt badkar, handfat och avloppsrör liggandes vid vår matdel i köket innan det blev bortforslat.

Till slut ringde jag upp mannen som är fastighetsansvarig och ifrågasatte hur länge arbetet skulle fortsätta samt berättade att läget nu var ohållbart. Den minsta sonen har fått upprepade utbrott med aggressivitet och mycket ilska, det tär på familjen att springa tvärs över gården för att sköta den personliga hygienen, i nödfall få kissa på en hink nattetid, hunden har börjat kissa inne och börjat vakta extremt mycket vilket har gått till total överdrift då han skäller för minsta lilla ljud, och katterna har protesterat med att kissa i divandelen av soffan.

Jag har kontaktat mitt försäkringsbolag som råder mig till att kassera hela bohaget vad gäller mjukdelar så som soffa, sängar, mattor, gardiner, textiler, kläder m.m. allt som mögelsporerna kan ha fått fäste i. Jag har kontaktat Hyresgästföreningen för eventuell stöttning när det kommer till diskussion gällande hyresavdrag och reducering av elkostnader. Jag har även kontaktat Miljökontoret, som är underrättade om min omfattande fuktskada, för att eventuellt söka skadestånd genom hyresbolagets ansvarsförsäkring.

Det är tufft att orka driva på men jag känner att jag måste göra det för barnens skull och få upprättelse för våra måenden som vi haft de senaste åren, som även blivit orsaken till den jag blivit idag och vilka sjukdomar som jag får dras med framöver. Möglet gav sig på mitt svagaste organ som var njurarna och det höll på att bli min undergång.

Jag tänker kämpa och med hjälp av Utmattningsskolan har jag goda tips och fakta som kommer att hjälpa mig att återta mitt liv och livsgnistan, för möglet ska aldrig få besegra mig någonsin.

## VAD KAN VI LÄRA OSS AV BERÄTTELSERNA?

Det är nog individuellt. Jag som leder Utmattningsskolan ser än en gång individer som har läkemedelsförgiftats i tron att piller ska komma åt mögel. Än en gång läser jag om svenskor som får ta väldigt mycket stryk, märkligt att de ens lever, innan de själva förstår via skolan att svartmögel är mycket, mycket farligt för människan.

När Maria lade in sig fick hon en korrekt diagnos; läkemedels- och mögelförgiftad, och de har påbörjat en läkemedelsavgiftning. Maria är på rätt väg, äntligen, liksom Petrea och Mia. Den sistnämnda meddelade nyligen att hon numera kan läsa igen.

Gemensamt för alla drabbade, som jag haft kontakt med, är att de har inte ens tänkt på mögel och mykotoxiner (mögelgifter) som en förgiftningsrot. Via andra berättelser har de börjat riva i sina tak och badrum och hittat svartmögel, medan alla deras symtom har kallats för "psykisk ohälsa". Men så snart de fått syn på en internationell symtomlista faller alla pusselbitar på plats, och vi ska gå igenom den noga längre fram.

Nu vill jag att du funderar igenom din situation, ditt boende och även din arbetsplats, och ser efter om du upprepar vad de citerade UMS:arna har upplevt. Tänk!

**Christofer Elde**  den 14 oktober 22:08

Tack vare Utmattningsskolan förstod jag att mitt boende kunde påverka mitt mående. När jag av nyfikenhet öppnade det det missfärgade taket i sovrummet var det som ett slag i ansiktet och ögonen började svida direkt. Vattenskadan från 2012 hade tydligen inte åtgärdats på rätt sätt, jag såg svartmöglet på innertaksbrädorna.

## MÖGEL FINNS ÖVERALLT, OCKSÅ SJUKDOMARNA SOM ORSAKAS AV DET

En psykiatriker ska upptäcka mögelsjukdom på grund av symtom som hjärndimma, brist på uppmärksamhet och slöhet, men idag kallas allt för "utmattningssyndrom" oavsett om du är mögelsjuk, har parasiter eller är förgiftad av en toxisk metall.

I Utmattningsskolan.se har vi haft *en* enda individ som har nämnt att en psykiatriker ska ha sagt att "du måste byta vårdcentral hela tiden tills du hittar någon som tar dig på allvar för dina symtom är inte psykiska." Trots det skrev den läkaren inte ut någon remiss. Flickan fick ta sig fram själv. Det gjorde hon och fick sedan diagnoserna twar och borrelia.

Du får antidepp, ofta en uppmaning om att motionera, byta jobb och kasta ut gubben, man följer mantrat; socialt, psykiskt, arbetsrelaterat. Ditt tillstånd är alltså i princip ditt fel. Det påstås att 1,6 miljoner människor äter någon form av psykofarmaka i Sverige, och många av dem kan mycket väl vara just mögelskadade eftersom den förgiftningen ger uttalade hjärnproblem, speciellt som Folkhälsoinstitutet anser att 1,7 miljoner vuxna är drabbade av sjuka hus. Samband? Det har jag frågat förr och undrar än.

## KÄNNER DU IGEN DIG OCH MISSTÄNKER ATT DU ÄR SJUK AV MÖGEL?

Det första du ska göra är att ta bort dig själv ur den sjuka miljön. Be att få bo en tid hos någon annan men läs denna bok först. Det kan räcka att du gör som Petrea Karlsson gjorde, nämligen att byta sovrum. Tvätta annars dina älsklingskläder, som du tar med dig, två gånger i så hett vatten som möjligt, besök gärna en infraröd bastu innan du byter bostad tillfälligt och släpa helst även in resväskan i den... Poängen är att du ska byta bostad *utan* att ta med dig mögelsporerna.

Vanligt tvättmedel innehåller bland annat tensider[2], färgämnen, parfymer, vissa komplexbindare (till exempel zeolit), alkaliska[3] blekmedel[4] och eventuellt konserveringsmedel som kan ge negativa hälsoeffekter. Det är enkelt att istället göra sitt eget.

Häll 5 dl bikarbonat i en stor behållare. Lägg till 5 dl boraxpulver och 5 dl tvålflingor. Droppa 1 1/2 tsk av en väldoftande eterisk olja som du tycker om över de torra ingredienserna. Lavendel, vanilj och citron är dofter som många uppskattar. Rör ner oljan i de torra ingredienserna med en träslev tills allt är väl blandat. Använda en halv deciliter av ditt egentillverkade och billiga tvättmedel för varje normalstor tvätt, och förvara lösningen i glasflaskor.

Tänk inte ens på att gå vidare med några behandlingar eller fatta några beslut innan du är ute ur den förorenade miljön. Det är som att sitta i en båt full med hål och ösa och ösa men aldrig laga hålen.

Fördelen med att byta bostad är att du under den tiden, om din tillfälliga bostad är frisk, får handfast hjälp att se att dina symtom ger med sig enbart för att du nu har stoppat inflödet av nytt gift. Blir du klart bättre i din nya miljö är det ett mycket säkert tecken på att den du lämnade är problemet.

Har du ingen vän du kan bo hos en månad får du leta efter någon stuga du kan hyra eller till och med tälta. Kontakta också ditt försäkringsbolag på ett tidigt stadium och utred vad de kan och inte kan göra. Vi har flera medlemmar vars försäkringsbolag har sagt: "Ta inte med dig någonting!" Inte ens denna bok om du har den häftade pappersvarianten.

En man som heter Giles, själv sjuk, gör videos[5] för att försöka hjälpa dem som har ME/CFS och han beskriver hur mycket

---

2 https://sv.wikipedia.org/wiki/Tensider
3 https://sv.wikipedia.org/wiki/Alkalisk ämnen
4 https://sv.wikipedia.org/wiki/Blekmedel
5 https://www.youtube.com/watch?v=pevS0mxKs-8

bättre man blir om man just byter miljö. Videon kallas "Mould and M.E. (CFS) – A Different World" – "Mögel och ME/CFS – En annan värld".

I videon berättar han om en man som heter Eric som var mycket svårt sjuk och som numera har repat sig via "extremt mögelundvikande". Som du förstår av titeln drar Giles numera kopplingar mellan ME/CFS och mögel, det finns det också skolmedicinare som gör och dem ska vi möta i boken.

## IDAG ÄR 1,7 MILJONER PÅVERKADE

I slutet av boken "Utmattad – Fri från hjärndimma!" refererade jag till att år 2003 skrek Aftonbladet ut över hela landet att en miljon svenskar var drabbade av mögel.

Nu femton år senare är det 1,7 miljoner vuxna svenskar som lever med mögel. Barn finns inte i statistiken alls då ingen medicinsk instans fångar upp dem. Det påstår Folkhälsoinstitutet i sin utredning "Miljöhälsorapport 2017. Ute på vårdcentralerna "finns inte" mögelproblemet ens, än mindre bot mot det. Denna utredning kan beställas från Folkhälsomyndighetens publikationsservice; publikationsservice@folkhalsomyndigheten.se, den kan även laddas ner från Folkhälsoinstitutets hemsida.

Folkhälsoinstitutets texter innebär att vi inte behöver lägga ner tid på att bevisa fenomenets förekomst. Du är således inte ensam om problemet och många före dig har, liksom de tre UMS:arna som berättat, hittat lösningar som vi kommer till.

Men första åtgärden *är* att flytta på dig ett par veckor om du misstänker att du har en mögelsjukdom och att mögelhärden finns i ditt hem.

## VI FRAMSTÅR SOM LÖJLIGA FAMILJEN

WHO skriver: "I Europa är uppskattningsvis 10-50 % (beroende på land) av inomhusmiljön där människor lever, arbetar och leker fuktskadad. WHO är oroad över denna situation eftersom överdriven fukt och mögel utgör ett hot mot hälsan."[6]

Europa är på väg att mögla sönder med andra ord. För bara 25 år sedan var det krav på att man skulle lägga våtrumsmatta under kakel, och numera är det förbjudet. En städare jag talade med, som ofta far runt i privatbostäder, sa mig att människor ibland kan ha ställt sängarna på ett sådant sätt att man inte ska se sprickorna och de genomgående hålen i fasadväggarna i tremiljoners bostadsrätterna, och när det regnar flödar det in vatten.

Vi läser då och då i tidningarna att flyktingar vägrar stiga ur bussarna och beträda diverse boenden och vi har läst att de även bråkar om maten. De har med stor sannolikhet djupa mögel- och livsmedelskunskaper, och de vittrar fara. I vår kultur tänker vi alltid på smak avseende mat men i länder som bättre bevarat tidigare generationers mat- och hälsokunskaper är det vanligt att istället tänka i funktion. Man ser också via insändare att folk reagerar över att främlingar klagar på maten, läs smaken, men de klagar nog främst för att de känner att det är kemikalier i den.

Aleksandr Solzjenitsyn skrev någonstans att västmänniskan inte kan uppfatta faror, hon ser och förstår dem inte. Det kan sällan tonåringar heller och hela västkulturens sätt att försöka trycka ner, gömma undan, tillfälligt få bort symtom framstår som just ett tonårsbeteende. Sveriges vårdapparat förnekar i princip mögel som någon vida spridd förgiftningsrot, och längre söderut sitter pappa WHO och är bekymrad över att Sverige och resten av Europa håller på att mögla sönder. Vem av dem har rätt? Det lär tiden utvisa.

---

[6] http://www.euro.who.int/__data/assets/pdf_file/0003/78636/Damp_Mould_Brochure.pdf

33

Eftersom det redan är ett konstaterat faktum i WHO:s och Ut-mattningsskolans värld kommer denna bok också att handla om hur du gör dig av med eländet i din kropp. Men först måste vi gräva i problemet, för att du ska förstå varför du inte får någon hjälp, och varför du i princip bara slösar tid och energi om du ber om hjälp. I nuläget får du bara psykiatrisk vård och inget annat, och den biter inte på mögeltoxiner.

## ÅR 2003 PÅSTOD AFTONBLADET ATT VI HADE EN MILJON MÖGELSKADADE

Mögel är utan minsta tvekan ett gigantisk, men ett idag nedtys-tat, samhälls- och folkhälsoproblem, som ges en massa andra namn än mögelförgiftning, t.ex. den moderna slaskdiagno-sen "psykisk ohälsa". Det är alltså du som är galen, eller som en sjuksköterska sagt till mig: "Allt som vi på medicin inte förstår vad det är skottar vi till psyket."

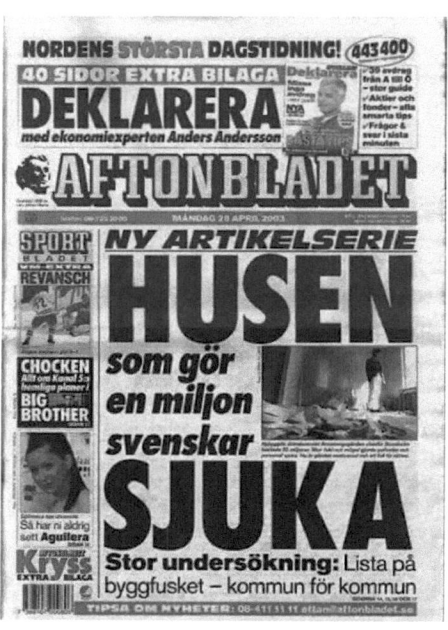

Det som är galet är att en miljon mögelskadade tycks ha försvunnit under 14-15 år. Har de omvandlats till 1,6-1,7 miljoner med "psykisk ohälsa"? Det är en fråga jag ställer mig ofta som du har märkt, och den är oundviklig. Vart tog den där miljonen vägen som Aftonbladet skrev om? Har de emigrerat? Botade de sig själva? Byggde de alla om sina hus?

Du har fått läsa tre drabbade kvinnors berättelser men jag har hört oändligt många fler. När människor som inte känner varandra, som bor i olika landsändar, och som har helt olika åldrar, yrken samt även tillhör olika samhällsklasser, berättar exakt samma saker får man fram en arketypisk bild av situationen i ett land.

En gemensam nämnare är att de drabbade aldrig har sett en internationell symtomlista avseende mögel. Symtomlistan är mycket viktig, varför du ska få tillverka din egen, och jag ska beskriva den som finns i Sverige men också andra länders.


VAR UPPSTÅR MÖGEL?

Mögel uppstår på en fuktig plats där uppbyggnad av bakterier och svampar sker, och enligt uppgifterna från 2003 hade vi redan då en miljon sjuka hus. Enligt en arkitekt jag talat med, som har jobbat för ett av de största byggbolagen, byggs fukt in i husen och han betecknade samtliga som rena fuskbyggen. Vi kommer senare att se att detta problem startade på allvar runt 1975.

Det är först då angreppen är gigantiska som människan känner lukten av mögel, och då backar vi instinktivt därför att det är farligt. Mögel får man också in via maten, och vårt immunförsvar har inga problem med mögeltoxiner så länge som det fungerar väl och toxinerna inte blir för många. Om du äter en mögelost har du fått mögel i dig men ingen farlig sort.

Om du har oförklarliga men allvarliga allergier, om du känner dig dimmig i huvudet hela tiden, har kliande eller rinnande ögon, har talproblem eller om du märker förändringar i ditt beteende, är det möjligt att du har en mögelsjukdom.

Då ska du studera frågan noga och byta miljö om du tror att du har mögel hemma. Du kommer att fatta många beslut längre fram och då behöver du ha en skarp hjärna, det har man inte om man t.ex. vistas bland svartmögelsporer.

## BOKEN KOMMER ATT LEDA DIG IGENOM HELA "VAD SKA JAG GÖRA?"-PROCESSEN

Risken är stor att du aldrig har hört talas om mögelsjukdom därför att en enda psykiatriker bestämde[7] att "utmattning" beror *bara* på sociala, psykiska eller arbetsrelaterade orsaker och för att det är vad Socialstyrelsen, som bestämmer, går på.

Det jag skriver är förmodligen aldrig förr publicerat i Sverige, och blir då kontroversiellt, men är välkänt utomlands. Att Sverige lyckas leva i sin egen lilla bubbla utan kontakt med omvärlden vet jag inte ens hur det går till. Men det är så för oss i Utmattningsskolan att det kan räcka med att ta oss till Finland eller Norge så får vi helt andra svar än i Sverige.

Utmattningskolan startade den 27 juli 2016, året efter meddelade tre medlemmar att allergier de haft precis hela livet var som spårlöst försvunna och nitton individer ansåg att de hade blivit mycket bättre. Det beror på att de metoder vi använder tar mycket svamp och mögel som en bieffekt.

Är du mögelsjuk rekommenderas du därför att skaffa dig även min första bok: "Utmattad – Fri från hjärndimma!" och följa det handlingsprogram som presenteras i den, som fram till idag har hjälpt oss väl. Är du det minsta suddig i huvudet ska du absolut göra det så att du kan återfå tankeförmågan, vilket krävs för att kunna fatta kloka beslut längre fram. Det har visat sig

---

[7] http://www.lakartidningen.se/Functions/OldArticleView.aspx?articleId=9547

att allergidrabbade sett förbättringar bara av den insatsen och det beror på att det vi använder tar svamp och mögel brett, om än inte på samma djupa sätt som det man sätter in vid konstaterat mögel.

Frågorna ska bara besvaras av de som gått i skolan så länge att hjärndimman nu är borta:

- [ ] Inte haft allergier
- [ ] Jag har blivit bättre
- [ ] Ingen skillnad
- [ ] Jag har blivit av med alla allergier
- [ ] Lägg till ett alternativ ...

## ALLA SJUKDOMSFÖRKLARINGAR FÖRSVANN ÖVER EN NATT

När det slog igenom att all utmattning bara har sociala, psykiska eller arbetsrelaterade orsaker försvann precis alla bakterier, virus, parasiter och mögel - allt - ut genom dörren. Man kan säga att främst sjuka kvinnor i Sverige utreds i princip inte alls på djupet utan de viftas iväg till psyket mycket fort.

Jag brukar säga att de sjuka, svenska kvinnorna är slaktade på feminismens altare. Allt är familjens fel - läs maken - eller arbetsgivaren - läs manlig arbetsgivare.

Jag stötte på en kvinna, som åkte in akut till sjukhus 2017, och man fann att hon haft en obehandlad bukspottkörtelinflammation i trettio (!) år och hon är fram till nu ett rekord i medicinsk nonchalans. Människan hade alltså haft ont i trettio år, samtliga symtom psykologiserades.

En annan hade gått med en kraftig inflammation i livmodern i åratal, livmodern var dubbelt så stor som normalt och opererades bort. Samtliga symtom hade psykologiserats.

Trots att båda hade allvarliga inflammationer undkom de alltså inte psykvården. Har du "bara" mögelsjukdomar är en plats redan reserverad inom psykiatrin. Det är vanligt med 5-10-15-åriga sjukskrivningar, och ingen bryr sig om att utreda alls, för allt är ändå bara socialt, psykiskt eller arbetsrelaterat.

De har samtliga fått diagnos: utmattningssyndrom.

Åtgärd: KBT, motion, antidepp

Hot: Äter du inte dina antidepp får du ingen sjukskrivning!

## VILJAN ATT FÖRSTÅ MÖGELSJUKA FÖREFALLER VARA OBEFINTLIG

De symtom som boken stegvis tar upp drabbar människor som skadas av sjuka byggnader, de fylls med biotoxiner som deras kroppar inte kan bearbeta. Det är en riktig sjukdom och orsakar totalt kaos i kroppen. Gifterna orsakar enorma inflammationer i hela kroppen, och i alla stora system, detta enligt funktionsmedicinarna. I början ser man ut som vanligt och får kanske höra att man inte ser sjuk ut.

Kanske har du varit hos otaliga läkare, och fått lika otaliga tester utförda som visar att allt är normalt, eller att du bara har allergier. Eller ännu värre, att allt ser bra ut, så alla dina klagomål måste vara ren inbillning. Du får veta att du bara är deprimerad och att du har ett psykologiskt problem. Eftersom 20 % av svenskarna får någon form av psykiatrisk behandling böjar det hela bli fullkomligt absurt.

För 45 år sedan hade vi i södra Stockholm ett akutintag för mentalsjuka kvinnor på Långbro mentalsjukhus, avdelning 13, och det kan väl ha varit 20 platser på avdelningen som räckte till hela södra Storstockholm. Fyrtiofem år senare är antalet patienter 1,6 miljoner i hela landet.

Det är helt okänt i Sverige att man har kopplat ihop depressioner med bland annat mögeltoxiner.[89]. Det är enkelt att se hur det har gått till. Man har tagit bort alla sådana ord från symtomlistan över mögelsjukdomar i Sverige. Vi måste gå utomlands för att hitta ord som depression, personlighetsförändring, osv. på symtomlistorna för mögelsjukdomar.

## DET FINNS HOPP!

Du inte är ensam. Du är inte galen. Det är en verklig sjukdom som förstör liv. Men det finns hopp. Det första steget är att ta reda på var problemet finns, källan. Har grannen ovanför haft en vattenskada? Jobbar du i ett sjukt hus? Först och främst måste källan hittas och elimineras, det är A och O.

Var och hur källan ser ut får du fundera på medan du tillfälligt har flyttat ut och studerar hela problematiken. Känner du att miljöombytet leder till att du mår bättre har du en viktig indikator och jag kommer senare att beskriva hur man testar sin bostad.

Människor har fått sina liv tillbaka via Utmattningsskolan, och är på livstid beväpnade med den kunskap de behöver för att klara av problemen. Ge inte upp, det finns hjälp även för dig. Jag har blivit tillfrågad om UMS-metoden är en mirakelkur, och det är den inte. Den tar inflammationer brett och vi har i allmänhet just inflammationer i hjärnan.

---

[8] https://news.brown.edu/articles/2007/08/depression-and-household-mold
[9] https://www.ncbi.nlm.nih.gov/m/pubmed/14625399/

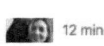
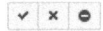
Var hos min vanliga läkare på vc igår. Det var tre månader sedan och dags för ny sjukskrivning. Sist kom jag med migrän och solglasögon, böjd och gråtig. Nu studsade jag glatt in. Hon frågade vad som hänt och jag berättade om utmattningsskolan. Hon blev mycket intresserad, antecknade och gick genast in på nätet och kollade.

Vi hade ett mycket bra samtal. Hon var väldigt intresserad av alla steg jag tagit.

Jag började tala om arbetsåtergång och rehab, men hon var klok och lugn och sa att jag nog bäst skötte rehab på hemmaplan så länge. Och när jag varit stabil i mitt mående åtminstone 5-6 månader kunde vi prata arbetsåtergång. Jag har ju varit sjuk och sängliggande i över 5 år. Jag såg att hon var väldigt glad för min skull.

Tack Lena Holfve!

## MÖGEL ÄR EN TYST FIENDE SOM FÖRSTÖR LIVET FÖR OSS

En kändis har talat ut, som jag vet om, och det är Kishti Tomita som citerades i Expressen[10]: "Och så fick jag faktiskt mykotoxinförgiftning. Fråga mig inte hur jag råkade ut för det. Det är en mögelsort som i jättestora mängder faktiskt tar död på människor. Jag klarade mig men det var lite knepigt att klura ut var det var så det tog många år."

## DIN EGEN SYMTOMLISTA SKA NU LÅNGSAMT VÄXA FRAM

Som du såg ansåg Tomita att det var "lite knepigt" och "tog lång tid" och den tiden kommer jag och UMS-medlemmarna som är citerade att förkorta avsevärt i ditt liv eftersom en bok innebär att man ärver andras kunskaper som på ett silverfat.

För att boken ska kunna hjälpa dig effektivt vill jag att du tar fram papper och penna, och börjar skriva din egen symtomlista samtidigt som du läser boken. Jag kommer nu att presentera först de udda symtomen hämtade ifrån funktionsmedicinarna:

---

[10] https://www.expressen.se/ncje/kishti-tomitas-dolda-sjukdom/

Andningssvårigheter: känslighet i halsen, andfåddhet, du flåsar för ingenting.

Sinus: bihålorna känns trånga, näsan rinner, du känner ett tryck och smärta och har ofta huvudvärk.

Psykiska reaktioner: ångest, panik, "konstiga tankar", slöhet, depression, disassociation, du hör röster.

Matsmältningsproblem: halsbränna, tarm- och matsmältningsbesvär.

Synen: du har suddig syn, svårighet att fokusera, kliande ögon, rödsprängda ögon.

Hud: klåda, stickningar, domningar, utslag, sår som inte läker.

Neurologi: domningar, som elstötar som går ner i benen.

Hjärnan: brist på koncentration, oförmåga att utföra uppgifter, minnesproblem, hjärndimma.

Kroppen: ledsmärta, muskelstyvhet, muskelsmärta, förlust av styrka, ödem, du fryser hela tiden, förhöjda levervärden.

Udda symtom; konstig smak i munnen, vaknar ofta under natten för att kissa, nattsvettningar, tolererar inte mediciner, kemisk känslighet, mat du plötsligt inte tål, hormonobalans, hjärtklappning, sömnlöshet.

Denna symtomlista är långt ifrån färdigskriven ännu. Jag vill be dig att skriva upp de symtom du känner igen av de jag nu nämnde på ditt papper. När du har gjort det kikar du på varje ord och försöker sortera dem efter vilken klinik varje symtom tillhör inom skolmedicinen.

Suddig syn ska till ögonkliniken, hör du röster ska det till psykiatriska kliniken, förhöjda levervärden ska till medicinkliniken och nu börjar vi förstå varför de mögelskadade inte får hjälp. De kan springa runt på hur många kliniker som helst men ingen av dem samlar hela bilden i sin hand. Det innebär oftast att du inte får någon hjälp alls och när medicinkliniken inte vet vad det är för fel på dig sänds du till psyket.

Om vi backar bandet, och bara ser på mitt liv hade jag en och samma läkare från det jag föddes tills jag var 33 år då han gick i pension. Jag träffade aldrig någon annan läkare under mina första 33 år på jorden än dr. Herbert Nathhorst som hade sin mottagning på Birger Jarlsgatan i Stockholm. Ingen tid gick åt till att berätta några anamneser dvs. vad som hänt förr, och han hade hela min hälsa i sin hand.

Idag kan en sjuk person vårdas av tio, femton eller trettio olika läkare, som man aldrig har sett för, och i princip på lika många kliniker. Jag minns då den administrationen uppstod, och man sa att nu skulle alla få experthjälp. Man ville väl, men det blev så fel, och förr eller senare lär man få backa det bandet.

Fokus har också flyttat på sig från viljan att göra den sjuke frisk till att trycka ner symtom. Men man blir aldrig botad av att trycka undan symtom, och är man mögelförgiftad kan man endast botas genom att eliminera möglet ur sin miljö och kropp, och då det sker viker alla symtom undan och försvinner. Lösningen är således att ta sig an möglet.

Vi kommer att studera fler symtomlistor längre fram då det är dags för dig att på nytt ta fram "Min symtomlista" och den arbetar vi bara med för att du ska kunna avgöra om du har mögel i dig eller inte. Ge sig på alla symtom gör ingen frisk. Det är möglet som ska ut ur huset, och ut ur din kropp, och när det har skett behöver inte kroppen skicka ut alla rop på hjälp som nu sker i form av huvudvärk, allergier, sömnstörningar, depressioner, osv. Har du sömnstörningar hänvisas du till min bok "Sömnlös – Fri från sömnstörning!" som också har en egen hemsida; www.sömnlös.com.

## STEG 1 ÄR ALLTID ATT FLY MÖGLET

Många gör misstaget att de börjar sanera själva, bryter upp väggar och badrumsgolv t.ex. och det är då de verkligen exponeras för mögel. Det är ett gott råd att ta hjälp av en saneringsfirma den dagen du vet att du måste reparera huset för att få bort mögel. Har mögelangreppet gått långt kommer det inte att hjälpa utan du måste skaffa dig ett helt nytt boende.

## STEG 2 ÄR ATT TILLFÖRA MINERALER REDAN NU

Det enklaste och billigaste sättet är att ta en liter vatten, tillföra en matsked havssalt eller Himalayasalt och dricka det under dagen från och med nu. En av de saker som alltid händer oavsett vilken förgiftning man talar om är att mineraldepåerna sjunker. Är du fattig, som sjuka blir rätt snabbt, kan du ta alla äggskal, tvätta dem noga, köra dem i ugnen på 250 grader en kvart och sedan krossa dem i en mortel och ha pulvret i din müsli. Äggskal är en mineralkälla som heter duga och den är gratis. Det är viktigt att tillföra mineraler för du kan inte avgifta dig längre fram om inte depåerna är fyllda med såväl vitaminer som mineraler.

## STEG 3 ÄR ATT ÄTA UTESLUTANDE REN MAT

Du måste också sluta äta mögel. Vi får i oss mögel via livsmedel i princip hela tiden och kroppen orkar med det så länge som det inte är för mycket. Som sjuk måste du däremot sluta äta mögelostar och all övrig ost, nötter, jäst, öl, all torkad mat och all processad mat, gå in för att endast äta färsk mat som du väljer ut noga. Är du mycket sjuk kan du leva på osockrad yoghurt, ägg, avokado, bananer, färsk ananas, bär, mineral- och kokosnötsvatten. Ät inget annat än ekologisk, ren mat som ingen fabrik har varit och tafsat på. All frukt och alla grönsaker kan du skölja i en liten hink med vatten som du har en matsked bikarbonat och en deciliter vinäger i om du vill vara säker på att inte få i dig svamp och mögel.

## STEG 4 ÄR ATT KEMIKALIEBANTA

Det orkar du inte på en dag, Ta en bit i taget. Utmattningsskolan har en grupp dit alla intresserade är välkomna, och det finns även böcker i handeln som handlar om att kasta ut kemikalierna från din miljö. Kemikaliebantningen kan du utföra då du har piggat på dig, för den processen kräver tid och energi men den hjälper stort är vår erfarenhet.

Om vi söker information i Sverige hos dem som borde veta hittar vi: "Att fukt och mögel påverkar vår hälsa betvivlar förmodligen ingen. Men på vilket sätt och i vilken utsträckning? Den som får syn på svarta fläckar på väggarna där hemma, i källaren eller kanske i badrummet blir ofta orolig. Ibland är fläckarna kombinerade med den karaktäristiska doften av mögel. Men hur påverkar egentligen fukt och mögel inomhus vår hälsa? Och vad är mögel? – Man vet egentligen ganska lite idag om hur fukt och mögel i huset påverkar vår hälsa. Det finns indikationer som visar på att man kan bli sjuk av att ha mögel i luften och dessa stämmer säkerligen. Men den breda forskningen som bekräftar detta saknas, säger Ingemar Samuelson som är forskare och fuktexpert vid Sveriges tekniska forskningsinstitut."[11]

## DET STÄMMER INTE VILKET VI KOMMER ATT FÅ SE

När experten talar om "bred forskning" menar han med stor sannolikhet bred *svensk* forskning. Finns det inte pursvensk forskning så finns det heller ingen som helst svensk kunskap. Googlar man på uttryck på svenska får man några få träffar och googlar man samma uttryck på engelska hittar man hur mycket som helst. I det här fallet räcker det med att bege sig till Finland där man har speciella kliniker för mögelskadade.

När jag bestämde att jag skulle börja skriva böcker, vars material ofta hämtas ifrån just utlandet och ifrån medlemmarna i Utmattningsskolan.se, var jag i kontakt med ett av landets största bokförlag som ansåg att mitt arbete var synnerligen intressant men... hade jag några svenska studier som backar mig? Nej, men internationella. Duger inte. Hur många har fått det svaret före mig? I så fall är de en del av orsaken till att Sverige är isolerat och stagnerat om de generellt har bestämt sig för att aldrig publicera någonting som inte backas av *svenska* studier.

Man kan se på den attityden på flera olika sätt; exempelvis att Sverige som stat är kanske ett av världens mest isolerade samt

---

[11] https://www.byggahus.se/renovera/sa-paverkar-fukt-och-mogel-i-huset-din-halsa

stagnerade och omoderna länder. En fåraherde vet ofta mer om saker och ting än en svensk akademiker och sådant som är "självklart" utomlands rynkar man på näsan åt i Sverige för att man har aldrig hört talas om det.

Det är fullt möjligt att utläsa av situationen att Sverige är ett högmodigt land som bär på en ytterst falsk självbild som går ut på att vi är modernast i hela världen varför ingen kan lära oss någonting alls. Det är en av de saker som krävs av dig för att du ska kunna ta dig ur rävsaxen, nämligen att du är öppen inför omvärlden. Petrea Karlsson skrev att mötet med UMS innebar att tänka helt annorlunda och det blir givetvis en konsekvens.

## PÅ ANDRA SIDAN ATLANTEN LIGGER USA OCH VI KAN DÄR LÄSA:

CDC:s Mycotic Disease Branch (MDB) är avsedd att förebygga död och funktionshinder på grund av svampsjukdomar.[12] Den regeringsunderstödda hemsidan kan man botanisera i under flera timmar och den är alltså skapad för att försöka förebygga funktionshinder i människokroppen och död på grund av svamp och mögel. De tycks ha kommit fram till att man kan dö av det. Hoppar vi tillbaka till Sverige har man inte en aning om någonting därför att det saknas en bred *svensk* forskning? För att Det Stora Bokförlaget kräver *svenska* studier om de ska sätta igång tryckpressarna?

## NU ÄR DET DAGS FÖR DIG ATT BESTÄMMA DIG

Du har två val; antingen tror du på att det är som WHO säger och det man säger i t.ex. USA, att det är mycket farligt med mögel och att människan kan bli enormt sjuk, eller så stoppar du också huvudet i sanden och efterlyser breda svenska studier innan du tror på någonting annat än att alla former av matthet,

---

[12] https://www.cdc.gov/ncezid/dfwed/mycotics/index.html

yrsel, depressioner, sömnlöshet osv. är enbart socialt psykiskt eller arbetsrelaterat, och kan absolut inte bero på något annat som t.ex. mögel. Då äter du antidepp, och blir bara sjukare och sjukare, tills du slutligen inte ens kan stå på benen.

Vi har medlemmar i Utmattningsskolan.se som startade sitt medlemskap liggande i en sjukhussäng[13] med dropp, och som någon månad senare stod på benen igen och hade skaffat sig kraft nog för att börja tänka, plugga och sedan handla. En kvinna hade varit sjuk i över tio år[14], och det tog henne fem och en halv månad att bli så frisk att hon kunde skaffa sig ett deltidsarbete.

Det finns studier över precis hela världen, och vi ska inte glömma bort att Utmattningsskolan i sig är en enda stor studie. Vi har lärt oss massor under den tid vi har verkat, och det gäller inte bara mig själv utan många inom skolan. Vi har framförallt folk som har blivit helt återställda, hundratals som är på god väg och vet vad de måste göra, där du har läst om tre av dem.

Jag har gjort en svartvit bild av ett original[15] som var i färg, främst för att illustrera den enorma skillnad det är i attityderna. Ska vi göra en svensk bild får vi ta samma kvinna och egentligen ett enda ord ; astma.

---

[13] https://utmattningsskolan.se/2017/01/02/sa-har-later-en-monstermedlem/
[14] https://utmattningsskolan.se/2017/05/02/mer-tio-ar-som-sjuk-55-manader-skolan-och-nu-ut-pa-deltidsjobb/
[15] http://dryeasemoldremovalnyc.com/black-mold-in-home/

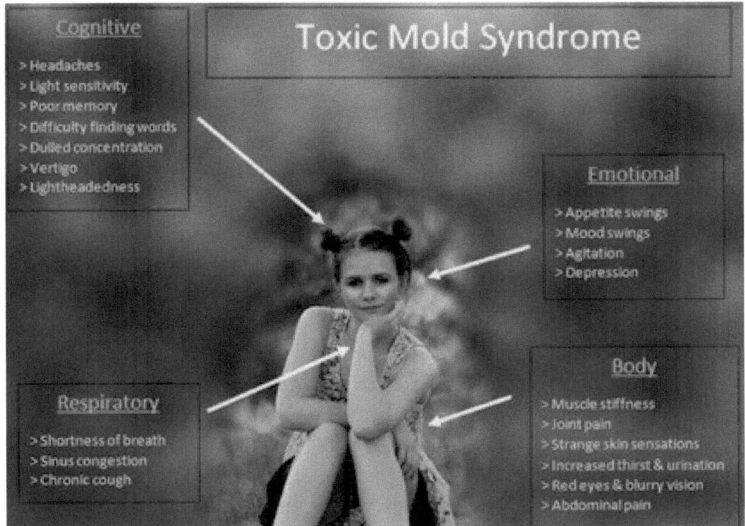

Vi har upptäckt att för få läkare googlar på engelska. De googlar på svenska, och säger sedan till sina patienter - UMS-medlemmarna - att det du säger finns inte. Nej, för de måste googla på engelska.

## MÖGELTOXINER VANLIGT FÖREKOMMANDE BLAND SJUKA

104 av 112 st. (93 %) av ME/CFS-patienter hade mykotoxiner i urinen jämfört med 0 % hos en frisk kontrollgrupp.[16]

Än en gång ser vi att regeringskontrollerade databaser och hemsidor i USA är mögelmedvetna. Senare ska vi dock lyssna på dr. Shoemaker och han är ofta uppgiven för att för få läkare "vet" även i USA.

---

[16] http://www.ncbi.nlm.nih.gov/pmc/articles/PMC3705282/

Det är således inga märkvärdigheter att kolla upp via urinen hur det är fatt men då måste man först undanröja beslutet att det bara är sociala, psykiska och arbetsrelaterade skäl bakom tillståndet. Man måste erkänna att det kan finnas fysiska orsaker, och det låter sig inte göras i nuläget. Den typen av urinprover tas inte alls i Sverige.

Som det ser ut i Sverige idag kan du bara bli frisk genom att själv ta 100 % ansvar för din egen hälsa, studera ämnet, fatta beslut, åtgärda och mäta resultat själv. Allt fler kommer fram till den slutsatsen varför Läkartidningen har varnat för att en förtroendekris[17] är att vänta vilket är en given konsekvens. Människor söker sig slutligen inte till vårdgivare som gör sig alltmer kända för att göra folk sjukare.

Just i skrivande stund är träning den medicin hela vårdapparaten använder som sin senaste modefluga, och har man inflammationer blir man sämre av just träning.

## DE FLESTA VÅRDCENTRALER VIFTAR ENDAST MED REMISSER TILL PSYKET

Än värre är det för dem som har parasiter då kodordet för "en galen kvinna" tycks vara journalanteckningen: "Patienten tror att hon lider av parasiter". Det var samma visa i USA länge men där har man numera slutat att förneka parasiter och anser istället att 260 miljoner amerikaner är drabbade av dem.

Vi i Utmattningsskolan.se sänder därför biologiskt material till labb i USA och Tyskland som är godkända av deras motsvarighet till Socialstyrelsen. Vi gör det därför att vi måste lämna Sverige och ta hjälp av utländska labb och läkare för att återfå vår hälsa.

---

[17] http://lakartidningen.se/Aktuellt/Nyheter/2016/11/Debatt-om-styrningen-av-sjukvarden/

## VILL MAN INTE VETA?

Medvetenheten om att stora delar av vårt fastighetsbestånd är mögelskadat förefaller vara genomgående låg. När jag söker på regeringen.se får jag tre träffar:

Regeringen satsar på sundare...[18]
Bättre inomhusmiljö[19]
Undantag i vissa fall från tekniska egenskapskrav på byggnadsverk, Prop. 2006/07:62 [20]

I den sist nämnda proppen, som är tio år gammal, skriver man: "I propositionen föreslås också att lagen[21] om rätt för en skade-nämnd att besluta i vissa frågor om avhjälpande av fukt- och mögelskador skall upphöra att gälla vid utgången av juni 2007 eftersom den inte längre är aktuell."

Aftonbladet påstod alltså, fyra år tidigare, år 2003 att vi hade en miljon mögelskadade och i nutid anser Folkhälsoinstitutet att det är 1,7 miljoner drabbade, varför en skadenämnd aldrig borde ha lagts ner utan snarare tiodubblats.

Det stora befolkningstal som är drabbat borde ha lett till fler än tre träffar på regeringen.se. Man borde hitta ett nationellt handlingsprogram, kan man tycka. WHO måste tycka det eftersom de är oroade över att 10-50 % (beroende på land) av alla bostäder i Europa är fuktskadade.

---

[18] http://www.regeringen.se/pressmeddelanden/2017/09/regeringen-satsar-pa-sundare-byggnader/
[19] http://www.regeringen.se/rattsdokument/statens-offentliga-utredningar/2005/06/sou-200555/
[20] http://www.regeringen.se/rattsdokument/proposition/2007/03/prop.-20060762/
[21] https://www.notisum.se/rnp/sls/lag/19851119.htm

## UPPHÄVDE MAN LAGEN FÖR ATT SLIPPA TA I PROBLEMET?

Det är begripligt så långt att stora delar av fastighetsbeståndet måste dömas ut. Var ska folk bo? Men någon lösning på problemet är det inte. Inte om problemet har ökat från 1 miljon till 1,7 miljoner drabbade på femton år.

I pressmeddelandet skriver man: "Bostadsbyggandet sker i dag på en historiskt hög nivå. Samtidigt har regeringen uppmärksammat att det har upptäckts systematiska byggfel och byggskador under de senaste åren. Regeringen förstärker därför Boverkets arbete med att motverka dessa problem." Det låter bra men tills nu tycks ingen ha lyssnat på just Boverket.

Man känner alltså till att det finns problem, men ordet "mögel" får ändå bara tre träffar och då har regeringen.se lagrat dokument sedan Internet skapades.


## ETT SKÄL ÄR ATT VI LEVER I EN UTSTUDERAD PRATKULTUR

I skolorna och redan på dagis t.ex. lär man ut "värdegrunder" dvs. hur man ska prata, vad man ska tycka, hur man ska tänka. Tesen att precis allting är socialt, psykiskt eller arbetsrelaterat går igen som en röd tråd avseende mycket. Hus är fysiska, våra kroppar är fysiska och vad vi äter är det sannerligen, det är som om allt fysiskt har upphört att existera.

När jag söker efter mögel i EU:s databas får jag inte fram någonting alls egentligen och absolut inte det WHO säger, att det bekymrar dem att 10-50 % av alla bostäder (beroende på land) i Europa är fuktskadade. Får man tro EU:s databas är mögel inget problem alls värt att nämna.

Men det finns folk i landet som vet, som ser mögel men inte hälsokonsekvenserna, och det är lätt att förklara. Inte ens de som är sjuka själva och som bor i sjuka hus kopplar ihop möglet i källaren med sina symtom. Det ser jag dagligen, och som läsare fick du möta några drabbade som inte hade en susning om att det var därför de var så sjuka och ingenting hjälpte. Det är först då de lämnar Sverige och börjar studera texter utomlands, t.ex. USA:s regerings, som de förstår sambandet.

## BOVERKET SKRIVER I RAPPORTEN "SÅ MÅR VÅRA HUS" FRÅN 2009:

"Småhus, skolor och daghem byggda under 1970- och 1980-talen drabbades av mögelskador i förhållandevis stor omfattning. Orsakerna var bland annat nya och oprövade material samt olämpliga konstruktionslösningar och markförhållanden. Mellan 1983 och 2007 lämnade Småhusskadenämnden bidrag för att avhjälpa fukt- och mögelskador relaterade till tekniska brister i småhus."[22]

Den skadenämnden lades alltså ner då den ansågs inaktuell.

"Det finns mögel i hus, särskilt vanligt är det på kallvindar och i krypgrunder. I bostäder med fukt- och mögelskador är hälsobesvär vanligare än i bostäder utan sådana problem. Mögelförekomst innebär inte med automatik problem med inomhusmiljön. Enkäter till boende visar att få personer sätter sina upplevda hälsobesvär i samband med bostaden, i synnerhet gäller detta boende i småhus."

Till Utmattningsskolan har det strömmat tretusen sjuka och samtliga är lärda, för att inte säga hjärntvättade, att deras mående är socialt, psykiskt eller arbetsrelaterat. Ingen av dem, inte en enda, hade ens en tanke på mögel och hade inte ens sett en internationell symtomlista avseende mögel före mötet med skolan.

---

[22] https://www.boverket.se/globalassets/publikationer/dokument/2009/sa_mar_vara_hus.pdf

Om de hade kopplat sina symtom samman med sina mögliga badrum och yppat det på en normal svensk vårdcentral hade en plats varit vikt på psyket omedelbart. Därför har vi också medlemmar som har sökt och fått vård på sjukhus utomlands som UMS samarbetar med. Övriga skaffar sig samma resultat via skolan men det tar lite längre tid.

Boverket fortsätter: " I rapporten redovisas också en samlad riskvärdering som tyder på att luftvägsproblem och astmabesvär ökar med 30-50 procent om man bor i hus med fukt och mögelskador. En riskökning med 30 procent innebär att 25 000 personer har astmasymtom till följd av fuktproblem i bostaden, enligt Socialstyrelsen."

Om du själv har astma, luftrörsproblem och svårt att andas rekommenderar UMS dig att använda en saltinhalator,[23] de i skolan som har gjort det blir bra på någon timme.


## FINNS DET ETT DIREKT SAMBAND MELLAN MÖGEL OCH ÖKNINGEN AV OHÄLSA?

Detta gäller då folk hostar och får astma, men man tar inte med aggressioner, personlighetsförändringar, sömnlöshet, hjärndimma, depressioner osv. eftersom man i Sverige tycks ha brutit ut den typen av symtom och fört över dem till symtomlistan för "psykisk ohälsa" och den i sin tur har exploderat i Sverige.

– Vi vet att det sedan efterkrigstiden funnits en trend mot ökad psykisk ohälsa i hela västvärlden. Men utvecklingen för unga i Sverige de senaste 20 åren saknar motstycke internationellt sett, berättar Bremberg.[24]

---

[23] https://www.saltbutiken.se/saltinhalator-dsi
[24] https://www.svt.se/nyheter/vetenskap/tredubblad-psykisk-ohalsa-bland-unga

Boverket skriver vidare: "Problemet med skador har dock fortsatt. Utredningar har föreslagit haverikommission och expertgrupper för byggfel och byggbranschen har tagit egna initiativ för kvalitetsarbete i byggande och förvaltning."

## UTREDARNA VILLE ALLTSÅ HA EN HAVERI-KOMMISION

Boverket skriver vidare: "Kostnader för att åtgärda skador och bristande underhåll. Att åtgärda skador och bristande underhåll som hittats i BETSI-undersökningen skulle sammanlagt kosta 202-274 miljarder kronor om de utförs direkt. I småhusen blir kostnaden cirka 162 miljarder, i flerbostadshusen cirka 61 miljarder, och i lokaler cirka 15 miljarder."

## UNDER- OCH ÖVERSKATTNINGAR AV SKADOR OCH BRISTER

"Antal skador och åtgärdskostnader är troligen underskattade. Det beror bland annat på hur besiktningarna genomförts och på besiktningspersonalens kompetens."[25]

Bremberg som talade om psykisk ohälsa blir vidare citerad i SvT: "Bremberg menar att den växande ohälsan bland unga är en stark varningssignal. Och han tror inte att det handlar om en tillfällig trend eller konjunktursvacka som snart kommer att vända.

– Jag tror att det handlar om förändringar som påverkat hela västvärlden sedan 70-talet, och som på allvar slagit igenom i Sverige de senaste 20 åren. Vi kan kalla det globalisering eller övergång från industrisamhälle till något nytt. Jag menar att vi allvarligt måste fundera över hur vi som samhälle ska möta den

---

[25] https://www.boverket.se/globalassets/publikationer/dokument/2011/betst-teknisk-status.pdf

här utvecklingen. Växande klyftor, utslagning av stora grupper unga på arbetsmarknaden, psykisk ohälsa – inget av det här löser sig automatiskt. Samtidigt är vi idag som land betydligt rikare totalt sett. Så det måste faktiskt gå att lösa så att alla kan få ett meningsfullt liv, med delaktighet i samhället och god hälsa, säger Sven Bremberg."

Bremberg drar den slutsats han ska dra; socialt och arbetsrelaterat och det kan man göra om man halverar symtomlistan för mögel-förgiftning, och petar ut precis allt som det "luktar psykiskt" om. Drabbade för man till psyket och påpekar omsorgsfullt för dem att de är galna och senast nu har du förstått varför jag kallar de mögelförgiftade för de mest maktlösa vi har inom utmattningsdrabbade.

Vi har redan via t.ex. Boverket sett att det hela börjar på 70-talet och det är också då den "psykiska ohälsan" börjar sin vandring mot katastrofhöjder. Idag behandlas 20 % (!) av det svenska folket för någon form av "psykisk ohälsa" vilket borde få vem som helst att tappa hakan. – Samband? har jag undrat och undrar allt jämt.

En konsekvens är att snittväntetiden på akuten är sju timmar i Sverige och där jag befinner mig, i ett land där man inte förnekar problem, är den ett par sekunder. Rikspolischefen här på Cypern där jag är sa mig en gång, och det är svårt att säga emot:
– Vi löser problem, ni i Europa samlar på dem.

Alla som har kommit till Utmattningsskolan.se har lidit av den svenska "psykiska ohälsan" och alla som har piggat på sig har hittat sina förgiftningsrötter och har eller håller på att åtgärda dem. Det är allt ifrån mögel till parasiter, virus, twar, borrelia, aluminium-, arsenik-, uran-, koppar-, tennförgiftningar med flera förgiftningsrötter.

TIDNINGEN DAGENS MEDICIN BESKRIVER
KATASTROFEN:
Allt fler tonåringar, och framför allt flickor, uppger att de mår psykiskt dåligt enligt den senaste undersökningen om skolbarns hälsovanor från Folkhälsomyndigheten. Undersökningen har genomförts sedan 1980-talet och de senaste årens trend betecknas av myndigheten som oroande.

Bland 15-åriga flickor är nu andelen som rapporterar psykosomatiska besvär hela 57 %, den största sedan studien började.[26]

Det spelar inte så stor roll om vi läser en eller hundra svenska artiklar därför att samtliga drar slutsatsen att allt är socialt, psykiskt eller arbetsrelaterat, och ingen nämner att WHO är oroade över att Europa möglar därför att mögel "finns inte" – än mindre konsekvenserna av mögeltoxiner.

Vem har då bestämt att vi inte skulle ha den föreslagna haverikommissionen, inte reparera alla fuktskadade byggnader för de miljarder som Boverket angav? Regeringen Reinfeldt är ytterst ansvarig då de tillträdde år 2006 och avgick 2014.

När statliga Vattenfall i februari 2009 köpte det holländska energibolaget Nuon för 97 miljarder orsakade det en politisk storm när det 2013 stod klart att förvärvet var ett fiasko. Du får själv räkna ut hur många miljarder Boverket ville ha för att fixa Sveriges kanske största, men rätt osynliga problem, någonsin. Pengar fanns det uppenbarligen.


6 TRÄFFAR PÅ MÖGEL INOM HELA SOCIAL-
STYRELSENS WEBBPLATS
De återupprepar redan vad vi har sett förr; man kan få astma av mögel. Punkt slut.

---

[26] https://www.dagensmedicin.se/artiklar/2016/06/07/psykisk-ohalsa-okar-bland-unga-igen/

Vi ska nu studera hur Socialstyrelsen beskriver "utmattnings-syndrom": "Utmattningssyndrom innebär uttalad fysisk och psykisk utmattning efter långvarigt stresspåslag. Den akuta fasen föregås av en prodromal fas som kan pågå i flera år med fluktu-erande symtom. Det akuta insjuknandet innebär allvarligare sta-dier av psykisk och fysisk utmattning, med en avancerad sym-tombild. Den akuta fasen avklingar vanligen inom några veckor för att ersättas av en återhämtningsfas, som kan pågå i många år med kvardröjande symtom och uttalad stressintolerans. (se kriterier publicerade i Utmattningssyndrom – Stressrelaterad psykisk ohälsa, Socialstyrelsen, 2003). Till symtombilden hör omfattande och funktionsnedsättande kognitiva störningar, ofta i kombination med uttalade affektiva problem (gränsande till depression eller ångestsjukdom), samt olika somatiska symtom.

## FUNKTIONSNEDSÄTTNING

Utmattningssyndrom kan innebära betydande kognitiva svårig-heter, exempelvis problem med koncentrationssvårigheter och minnesproblem. Patienten kan få bristande orienteringsförmåga i det initiala skedet. Andra problem är initiativsvårigheter, känslomässig labilitet eller irritabilitet och känslighet för fram-för allt ljud. Problem med nedsatt psykisk uthållighet, kroppslig svaghet och uttröttbarhet, sömn och svårigheter att hålla balan-sen, ibland yrsel, förekommer också."

Om man läser symtomlistor avseende mögelförgiftning eller t.ex. kopparförgiftning är det inte speciellt stora skillnader. För-giftning som förgiftning inklusive om du skulle dricka vansin-nigt mycket sprit. Då får du också en förgiftning med kognitiva problem samt minnes- och till och med talproblem.

Det märkliga är att jag inte hittar några avancerade symtombe-skrivningar inrikes trots att Folkhälsoinstitutet anser att 1,7 mil-joner är mer eller mindre drabbade.

## 6 VANLIGA SYMTOM PÅ MÖGELSJUKA SOM INTE SÄLLAN LEDER DIG TILL PSYKET

Symtomlistan nedan kan vi kalla för en förkortad internationell version skriven av funktionsmedicinare, och du tar precis som innan fram "Min symtomlista" och antecknar det du känner igen.

1. Hjärnproblem inklusive hjärndimma
Mögel påverkar, först och främst, hjärnan och nervsystemet. Hos barn uppenbarar detta sig som brist på uppmärksamhet, impulsiv natur, irritabilitet och problem att avsluta en uppgift. De lär få diagnosen ADHD rätt snabbt och förskrivningen av psykofarmaka bland barn ökar och ökar men psykofarmaka kan omöjligt avliva mögelsporer.

2. Talproblem
De är inte märkbara i början men talet blir långsammare än vanligt och man får en känsla av att tala med en "tjockare tunga". Vi har flera i skolan som har rapporterat att detta symtom ses inom vården som en biverkning av psykofarmaka.

3. Emotionella problem
De med mögelsjukdomar har ofta svårt att uttrycka empati när en situation kräver det. Händer något stort, och de framstår som kallsinniga, kan de säkert åka på diagnosen psykopat eftersom de saknar empati.

De kan också stöta på att omgivningen anser dem vara dumma och helt orimliga. De kan misslyckas med att sätta eller respektera sociala gränser och deras beteende kan göra omgivningen irriterad. De är ett solklart fall för kb-terapi, som inte heller det avlivar mögelsporer, samt tung medicinering.

Det kan kanske hänföras till sjukdomens effekter på nervsystemet. Nyckeln är att se upp för beteenden som vanligtvis inte är karakteristiska för den personen. Anhöriga ser och upplever en personlighetsförändring men är man, som flera i Utmattningsskolan, födda i ett mögelhus hamnar de snart hos BUP, som sedan byts ut mot vuxenpsykiatrin och där kan man vårdas på livstid.

Den humanitära stormakten börjar få problem utomlands. Där häpnar man allt oftare inför det svenska systemet, som just tycks sakna empati helt, och man har hört talas om hur vi sätter sjuka och gamla på gatan. Världens enda feministiska regering uppmärksammas allt oftare utomlands som regelrätta åldrings-, kvinno- och barnmisshandlare.

Beslutsfattarna kan teoretiskt sett vara mögelskadade, jobbar inom stat och kommun på arbetstid och går hos psykologer på fritiden samt äter antidepp och allt annat som nu erbjuds de "stressade" och de "utmattade".

I princip skulle man kunna tänka sig att Sverige utvecklats mot ett hårdare och mer styrt ekonomiskt klimat just på grund av det alltmer tilltagande mögelproblemet. Blir det många i ett samhälle som saknar empati lär det givetvis ge avtryck.

Det kan inte vara på det viset att 1,7 miljoner mögelskadade svenskar sitter hemma sjukskrivna, utan de befinner sig på stolar här och där ute i samhället där de fattar beslut med hjärndimma och emotionella problem som upphör och försvinner så snart de är avgiftade. Och att de är 1,7 miljoner vet vi eftersom Folkhälsoinstitutet har räknat och den siffran stämmer rätt bra med den Aftonbladet fick fram för fjorton år sedan. Eftersom ingen har löst problemet har det förmodligen ökat från 1 miljon till 1,7 miljoner. När tänker man lösa problemet? Det är nog det WHO också frågar sig.

4. Allergier
En kroniskt rinnande näsa är ett varumärkesdrag hos mögelsjukdom, men det är inte det enda. Personer med astma kan tycka att deras tillstånd förvärras på grund av inomhusmögel och personer med allergier kan tycka att deras allergisymtom blir värre i ett mögelhus t.ex. Vi har läst årtionde efter årtionde om att allergierna bara ökar och ökar. Men vi har inte fått läsa att Sverige möglar allt mer.

5. Kliande och rinnande ögon
Kliande ögon beror i allmänhet på inomhusmögel. Om du kän-
ner att dina kliande ögon blir värre utan någon uppenbar or-
sak, är det ett säkert tecken liksom att allergier förvärras. När
jag var i Sverige en sommar i slutet på 2010-talet såg jag flera
rödsprängda ögonvitor ombord på flygplan och bussar, de såg
också sänkta och deprimerade ut och hade en aura av likgiltig-
het runt sig. Det är ännu en sak som förvånar utomlands, att
man kan bli nedslagen, misshandlad eller våldtagen utan att
folk ingriper, och ett skäl kan vara att vi har 1,7 miljoner mö-
gelförgiftade.

6. Du har flyttat
Om du nyligen har flyttat till ett nytt hus kan din befintliga
mögelsjukdom bli värre om den nya platsen också har mögel-
problem. Detta beror på att du nu kommer att utsättas för
olika och nya stammar av mögel, och de nya kan orsaka egna
reaktioner.


MOLPEDIA.COM LISTAR MÖGELSYMTOM
Det går inte att få fram vem som är ansvarig för den domänen
men deras symtomlista överensstämmer med andra som jag har
sett som är författade av funktionsmedicinare. Ta fram din egen
lista och se om du känner igen mer. Vi är snart färdiga med din
symtomlista, och den är viktig. När den är klar har du kartlagt
din egen sjukdoms symtom.

"Giftigt svartmögel orsakar allvarliga symtom och hälsoproblem
som mental nedsättning, andningssvårigheter, skador på inre or-
gan och ibland till och med dödsfall.

Huvudgrupperna av symtom som giftigt svartmögel orsakar är:
Mentala och neurologiska symtom
Andningssvårigheter
Cirkulationssymtom
Syn- och ögonproblem
Hudproblem

Immunförsvarsproblem
Reproduktionsproblem
Trötthet och obehag

## MENTALA OCH NEUROLOGISKA SYMTOM AV GIFTIGT SVARTMÖGEL

Trikotecenmykotoxinerna som produceras av giftigt svartmögel är neurotoxiska. Det innebär att de kan döda neuroner i hjärnan och försämra en persons mentala förmåga. De orsakar också nervösa störningar som tremor och kan orsaka personlighetsförändringar som humörsvängningar och irritabilitet.

Symtom:
Förvirring
Hjärndimma
Förkortad uppmärksamhetsspann
Svårighet att fokusera och dålig uppmärksamhet
Långsamma reflexer
Desorientering
Yrsel
Minnesförlust och minnesproblem
Försvagad inlärningsförmåga
Hallucinationer
Chock
Ångest
Depression
Aggression och andra personlighetsändringar
Stickningar
Skakningar
Anfall
Domningar

## ANDNINGSSVÅRIGHETER AV GIFTIGT SVARTMÖGEL

Människor som bor i hem med giftigt svartmögel exponeras huvudsakligen genom att andas in i giftiga svartmögelsporer och mykotoxiner. Toxiska mykotoxiner från svartmögel skapar irritation och en brännande känsla i luftpassager som näshåla, mun och hals.

Mykotoxiner kan till och med ta sig in i slemhinnorna, i bihålorna och lungorna, vilket sedan orsakar en brännande känsla, andningssvårigheter och blödningar i lungorna."

Deras symtomlista kan vi kalla för en omfattande internationell lista och om man vill hjälpa sig själv eller närstående ur rävsaxen finns det i nuläget bara en sak att göra och det är att lämna Sverige, lämna det svenska tänkandet, och använda sig av utländska funktionsläkare. Det räcker förmodligen att ta sig till Finland eftersom de har kliniker för mögelsjuka som har vistats i sjuka hus.

När det gäller de internationella symtomlistorna för mögel ska man vara medveten om att det krävs fler än två, tre symtom för att säga att man har just mögeltoxiner i sig. Många symtomlistor liknar varandra t.ex. parasiter och svamp. Nu är mycket av det man kan sätta in, t.ex. vitlök, ofarligt men grundprincipen är att man aldrig ska behandla för någonting som inte är fastslaget, och i Sverige finns inte de urinprover på våra vårdcentraler som utomlands används för att fastställa att man har mögeltoxiner i sig.

Vad man kan säga säkert är dock att de symtomlistor som används officiellt i Sverige är manipulerade så långt att man har lyft ut allt det "luktar psykiskt" om som t.ex. personlighetsförändring, aggressivitet och depressioner. Den typen av mögelsymtom tycks man ha stuvat in under diagnosen "utmattningssyndrom" trots att Läkartidningen[27] redan för tio år sedan ifrågasatte den.

---

[27] http://www.lakartidningen.se/Functions/OldArticleView.aspx?articleId=9547

## VI SKA LYSSNA PÅ VAD SKOLMEDICINARE I USA HAR ATT SÄGA

Det finns många hundra studier[28] rörande mögel, och du kan söka på varje titel och studera dem på djupet. Jag vill presentera ett antal läkare som vi har tillgång till gratis, förutom att du måste ha en internetuppkoppling.

Det existerar en attityd bland de så kallat intellektuella och högutbildade i Sverige som går ut på att det som finns på internet bara är skräp. Jag ser ofta på Al Jazzeras nyheter på min vanliga TV – www.aljazeera.com – och de kör vad folk har skrivit på internet direkt i sändningen ibland. Den engelskspråkiga Al Jazeera har en räckvidd på 30 miljoner tittare.

Rapport har omkring 1.5 miljoner tittare som bäst, Aktuellt 650 000 och TV4 Nyheterna 700 000. Vi är ett pyttelitet land i ett pyttelitet språkområde och vi är helt beroende av andra länders forskarrön. Vägrar vi inse det blir det som i mögelfrågan. Vi framstår som Löjliga Familjen där uppe i det där lilla isolerade landet vid Nordpolen som anser att mögel ger "lite astma" och som vägrar ta till oss utländska studier. Studier som är hur lätta som helst att nå via internet, t.ex. via den amerikanska regeringens offentliga databaser.

I en intervju i Svenska Dagbladet 1996 uttalade sig Uusmann, som var kommunikationsminister och ansvarig för IT-frågor, om internet och nya elektroniska kommunikationsvägar. Hon har sedan dess ofta citerats för att hon ska ha sagt "Internet är bara en fluga". Detta var dock en rubrik satt av tidningen och återfanns inte i intervjuns text. Men på något underligt sätt kom det uppdiktade uttalandet att bli den politiskt korrekta uppfattningen om det internet som idag ger miljarder gratisutbildningar via öppna databaser på högskolor runt om i hela världen.

---

[28] http://momsaware.org/images/stories/documents/momsAWARE_List_of_References_on_Mold_Illnesses.pdf

62

Attityden avslöjar inget annat än att man vägrar följa med i utvecklingen, och den genomsyrar hela riket, speciellt avseende sjuka och sjukdomar. En svensk läkare skrev till mig: "Sverige är ett u-land då det gäller att hjälpa sjuka." Efter över ett år med UMS, och skolans tusentals medlemmar, kan jag omöjligt säga emot honom.

Internetläkarna kan massutbilda, och många av dem har en halv miljon följare eller mer, Utmattningsskolan massutbildar med hjälp av en databas och webbkurser. Som ung arbetade jag som programledare på Skol-TV och vi gjorde inget annat än att massutbilda. Jag har bara bytt ut TV-skärmen mot en data- eller mobilskärm.

Dr Joe Brewer är en skolmedicinare som ser samband mellan CFS och mögel, och i videon[29] [30] "Är kronisk trötthet bara en underdiagnostiserad mögelsjukdom?" kan du följa hans tankar. Alla nya tankar tycks man i Sverige anse bara bärs upp av så kallade naturläkare men det är inte sant. Dr. Brewer är en flitig artikelförfattare[31] och han drivs på något sätt av vrede då han talar om "skräpforskning".

En fyraminuters video[32] med dr. Gray, som är legitimerad inom yrkes- och förebyggande medicin och expert på mögel, där han förklarar varför det är viktigt att överväga sambandet mellan mögel och negativa hälsoeffekter. Han utvecklar också behovet av att överväga orsaken till en sjukdom om vi hoppas på att förhindra den. Man slösar tid om man stirrar sig blind på alla symtom. Det är roten till eländet som ska åtgärdas. När roten är borta försvinner symtomen.

Vi kan bara gå till mig själv. Jag hade aluminiumförgiftning och en av världens farligaste parasiter nämligen leishmania. Jag

---

[29] https://www.youtube.com/watch?v=-vuDYpL8K7U
[30] https://www.youtube.com/watch?v=IW7IJpmB_Os
[31] https://www.survivingmold.com/legal-resources/dr.-shoemaker-essays/dr-joseph-brewer-nasal-fungi-anti-fungals-and-junk-science
[32] https://www.youtube.com/watch?v=tYiobjrazQA

erbjöds insomningstabletter, uppmanades att gå med stavar så
fort jag bara kunde samt se över min arbetssituation eftersom
jag ansåg stressjuk av arbetsrelaterade orsaker. Om mina barn
just hade flyttat hemifrån hade man förmodligen ansett det hela
vara socialt och jag hade erbjudits KBT.

Tyvärr gjorde jag som Socialstyrelsen vill, och slaktade ner pre-
cis alla mina jobb, och det helt i onödan egentligen, men sedan
fick jag nog. Jag blev inte det minsta friskare av det, och jag
vände mig istället mot Asien där jag botades. Jag hade förmodli-
gen inte levt idag om jag inte hade vänt den svenska modellen
ryggen. I mina öron låter det därför logiskt att man måste leta
efter orsaken till varför man är sjuk och inte bara försöka
trycka ner symtomen.


## VAD ÄR DÅ "FUNKTIONSMEDICIN"?

Istället för att skriva ut antidepressiva när patienten kommer
med symtom som trötthet, nedstämdhet och sömnlöshet ställer
man frågor om olika symtom och andra sjukdomstecken för att
hitta bakomliggande mekanismer dvs. man letar efter roten till
det onda på samma sätt som vi gör inom UMS och som du gör
nu när du skapar din egen symtomlista.

Bor du i ett mögelhus kommer man att upptäcka och åtgärda
det istället för att ge dig antidepp och lite terapi samt meddela
att du är på väg mot långvården på livstid.


## SYFTET ÄR ATT GE PATIENTEN DET SOM BEHÖVS FÖR
## ATT TA BORT ROTEN

Det sker med hjälp av kost- och livsstilsförändringar i första
hand men vanliga läkemedel och operativa ingrepp används
också. Metoden blir billigare, effektivare och mer hållbar för
både patienten, samhället och miljön. Man slipper dessutom bi-
verkningar. Men den passar inte in i en ekonomi där man vill

tjäna "sjukt mycket pengar" på sjuka, som Expressen[33] har uttryckt saken.

I Göteborg finns en av landets funktionsläkarmottagningar, funmed.se, som drivs av leg. läkaren Peter Martin. De tar sällan emot nya patienter, kön är mycket lång, men de har ett nyhetsbrev du kan anmäla dig till och de delar via det ut tips då och då.

Man behöver inte vara raketforskare för att förstå att framtiden tillhör funktionsmedicinen. Vi säger att ditt barn kommer springande mot dig, hysteriskt gråtande, och du ser att båda knäna är blodiga efter ett fall på en grusgång. Vad gör du? Påpekar du för barnet att såren är inbillning och ger barnet antidepp och terapi eller lyfter du upp barnet, bär in det i köket, tvättar av såren noga och avslutar allt med två stora plåster och många kramar, samt funderar igenom om det är grusgången som ska väck?

Vi ska inte glömma bort att jag själv fick den luddiga diagnosen "utmattningssyndrom" som i verkligheten var en aluminiumförgiftning och leishmaniaparasiter. Jag föll, bröt ett ben och fick en fraktur över hela överkäken som ledde till nio operationer i kraniet. Om jag hade vetat då vad jag vet idag hade jag suttit blick still i ett öppet fönster och djupandats tills allt elände var ute ur min kropp.

## BRISTEN PÅ LÖSNINGAR ENGAGERAR

Jag botades i Asien, och startade sedan Utmattningsskolan.se, under det första året noterade jag att flera spännande företag har startats av före detta ytterst sjuka individer.

Immun.se, som säljer bland annat Utmattningsskolans startkit som vi använder då vi slår ner hjärndimma, och företaget

---

[33] https://www.expressen.se/nyheter/inloggad/sjukt-mycket-pengar--darfor-matas-vi-med-piller/

Wellnox.se som säljer frukt och bär på flaska, är båda startade av f.d. sjuka.

Flera medlemmar i UMS har också sagt mig att de vill arbeta med dessa frågor på något sätt så snart de är helt återställda igen. Det existerar också utomordentligt engagerade skol- och naturmedicinare och dem använder vi flitigt i Utmattningsskolan.

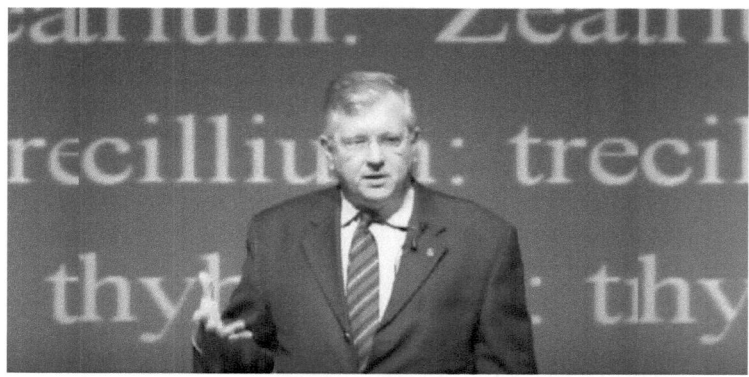

OM DU BESÖKER DR. ANDREW CAMPBELLS HEMSIDA
Då ser du att han har skrivit: "Mitt namn är dr. Andrew Campbell och jag vill laga det trasiga medicinska etablissemanget."[34] Doktorn är en välmeriterad medicinare, och belönad med en hel del priser genom åren. Han tillhör den allt snabbare växande gruppen skolmedicinare som inser att en läkare faktiskt måste bota folk, och inte bara trycka ner symtom med vita piller från läkemedelsbolagen.

Doktorn håller även föreläsningar om mögel som vi kan ta del av via internet, en av dem heter "Dr Andrew Campbell och effekterna av mykotoxiner i människokroppen"[35]. En annan handlar om toxiner och inflammationer[36]. Jag rekommenderar dig att lyssna på honom, och kan du inte engelska är det väl värt att be någon sitta bredvid dig och översätta.

Om du möter människor som har svårt att svälja att det finns kopplingar mellan mögel och depressioner kan du meddela att man utreder kopplingar även mellan svampar/mögel och Parkinson[37], MS[38] och ME/CFS[39]. Bland annat har norska forskare[40] studerat kopplingen svamp – Parkinson. Hur långt är det till Norge? I Sverige medger man "lite astma".

Ta fram "Min symtomlista", och kika igenom den, och ur ditt minne tar du fram de tre kvinnornas berättelser i början av

---

[34] https://www.drandrewcampbell.com
[35] https://www.youtube.com/watch?v=08GKz3GuobU&t=2333s
[36] https://www.youtube.com/watch?v=OsHwbYTAbe8
[37] https://news.rutgers.edu/news/symptoms-parkinsons-disease-linked-fungus/20131110#.WdnR0kyHIU1
[38] http://mszrestoration.com/what-is-the-link-between-mold-and-ms/?utm_content=buffer0b9af&utm_medium=social&utm_source=facebook.com&utm_campaign=buffer
[39] https://www.healthrising.org/blog/2013/04/13/study-suggests-mold-exposure-can-cause-severe-effect-chronic-fatigue-syndrome-finally-meet-mold-study-finds-high-rates-of-m/
[40] https://newsvoice.se/2017/10/05/norska-forskare-tror-parkinson-kan-orsakas-av-svampsporer/

boken. Det de också beskriver är den omöjliga jakten på alla symtom som sedan förändrades till att bli *en* enda jakt på mögel, roten! Allt eländes moder och en rotorsak i deras fall. En riktigt sjuk individ har flera rotorsaker därför att ett immunförsvar som upphört att fungera släpper igenom virus, toxiska metaller, bakterier – allt.

## ABC-NEWS HAR MEDDELAT EN HÄPNADS-VÄCKANDE NYHET:

"People who live in damp, moldy homes may be prone to depression, a new study suggests. The possible link was uncovered in an analysis of mold and health conditions in several cities in eastern and western Europe. And it could one day lead to the addition of emotional problems to the list of health woes caused by mold, the study authors said".[41]

Fritt översatt: "Människor som bor i fuktiga, mögliga hem kan vara mer mottagliga för depression, menar en ny studie. Den möjliga länken upptäcktes i en analys av mögel- och hälsoförhållanden i flera städer i östra och västra Europa. Det kan en dag leda till att man får lägga till känslomässiga problem på listan över hälsoskador som orsakas av mögel, sade författarna till studien."

Amerikanerna får således veta något vi själva undanhållits, och jag kan tala för precis hela Utmattningsskolan och samtliga tusentals medlemmar när jag säger att:
– Vi vill gärna se den dagen komma ganska snart när även människor i Sverige blir informerade.

---

[41] http://abcnews.go.com/Health/Healthday/story?id=4508485&page=1

## DET FINNS MÅNGA SYMTOM OCH TILLSTÅND SOM FÖRKNIPPAS MED MÖGEL

Trötthet, rinnande täppt näsa, sömnlöshet, snabb viktökning eller -förlust, håravfall, torr hud, astma, KOL, överkänslighet, pneumonit, kronisk smärta, domningar, läckande tarm, suddig syn, beteendeförändringar, raseri, tandproblem, insulinresistens, IBS fibromyalgi, kemisk känslighet (toxisk encefalopati), förstoppning och diarré, magkramper, illamående, hjärtsvikt och denna lista fortsätter också. Denna symtomlista kommer från dr. Shoemaker, som jag ska presentera nogsamt senare.

Mykotoxiner (mögelgifter) hetsar hela immunsystemet vilket leder till inflammatoriska tillstånd. I de flesta fall lider individer som drabbas av mögel av många av dessa symtom såväl som deras husdjur. Barn under 11 år är mer mottagliga eftersom deras immunförsvar fortfarande är i ett tidigt utvecklingsstadium.[42]

Uppfattningen om hälsoriskerna med mögel skiljer sig åt en del mellan olika länder på så sätt att man hittar olika ord och uttryck beroende på vilket land man undersöker, men Sverige sticker ut våldsamt med sin uppfattning att man kan få lite astma av mögel.

## VI TVINGAS VÄNDA OSS UTOMLANDS T.EX. TILL DR. DARREN SCHMIDT.

I Utmattningsskolan använder vi flera föredragshållare, dr. Darren Schmidt[43] är ett exempel, men det finns många. Det som förenar dem är ett brinnande engagemang, och välutvecklade IT-kunskaper som tillåter dem att de använder internet fullt ut.

---

[42] http://www.toxipedia.org/display/toxipedia/Dangers+In+Our+Home++Mold+and+More

[43] http://www.powernutritionpractice.com/teachers/dr-darren-schmidt/

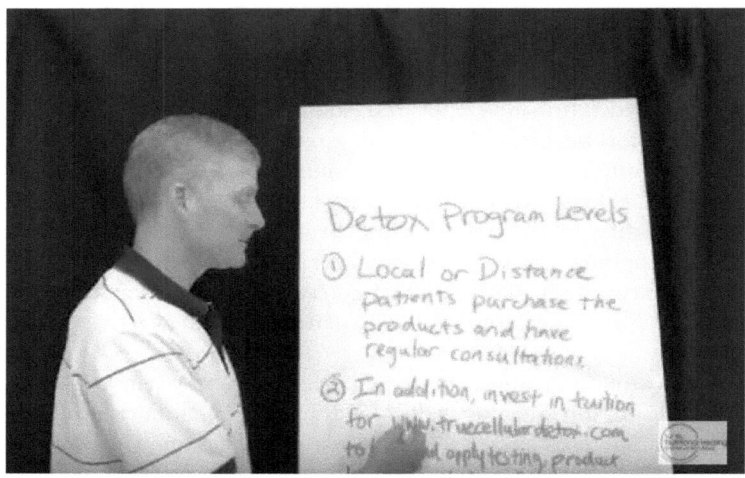

Människor som aldrig har satt sig in i vad Utmattningsskolan gör brukar ibland nämna att vi håller på med häxkonster, och att jag är inte läkare utan författare. De har inte en susning om hur många skolmedicinare, funktions-, natur- och indiska ayurvedaläkare som vi lyssnar på dagligen.

En medlem skrev en gång att hon kunde gå ed på att det är värt alla studietimmar som hon hade suttit och pluggat. Jag, som leder UMS, skulle kunna ta bort hälften av läkarna, och gör kanske det en vacker dag, för de säger ofta samma sak oavsett om de är skolmedicinare eller naturläkare.

Vill man ha dessa videos översatta kan man klicka på det lilla hjulet under "Inställningar" och begära automatöversättning till svenska.

Dr Darren Schmidts[44] video heter "DETOX YOUR BRAIN of metals, chemicals, mold" – "Avgifta din hjärna från metaller, kemikalier, mögel".

---

[44] https://www.youtube.com/channel/UC_XAkQmLOnNrWRC4rckr1wg

Schmidt jobbar på The Nutritional healingcenter[45]. Han har ett online patientprogram för dem som söker deras vård. I Utmattningsskolan använder vi också avgiftningsläkare som sitter i Indien, och jag ska vika en hel bok åt dem längre fram.

I denna video, dr. Darrens video om mögeldetox,[46] presenterar han de sex produkter han använder. De tre första för att avliva mögel och svamp och de andra för att föra ut döda svampar och mögel ur kroppen.

De två sista är probiotika för att få in de goda bakterierna. Dr. Darrens video om mögelavgiftning[47] ger dig ännu mer kött på benen. Han presenterar en del metoder för att avgifta mögel och svamp, och vill du ha hans stöd skriver du in dig som patient på hans hemsida och när du har gjort det kan du köpa hans mögelpreparat via nätet. Man kan också åka till hans klinik där de är fem som arbetar och de har speciella paket, inklusive boende, för utlänningar.

Dr Darren anser att de som kontaktar honom är mer pålästa än genomsnittet, och Läkartidningen[48] har varnat för en förtroendekris hos oss. Det finns de som fortfarande litar på doktorn, och så har vi en allt snabbare växande grupp som själva tar ansvar för sin hälsa, och som är medvetna om att om det inte finns ett vitt piller inom skolmedicinen som trycker ner det symtom man har kallas problemet ofta för psykiskt eller obotligt.

De som studerar möts ibland av vrede från sina läkare medan andra blir glada, som min företagsläkare var då jag sökte hjälp i Asien.

---

[45] http://thenutritionalhealingcenter.com
[46] https://www.youtube.com/watch?v=Qq95BObN9vk
[47] https://www.youtube.com/watch?v=UMeqC_UZPe4
[48] http://lakartidningen.se/Aktuellt/Nyheter/2016/11/Debatt-om-styrningen-av-sjukvarden/

- Jag har aldrig stött på någon som tar så mycket ansvar för sin hälsa som du, och det är bra att du gör det, tyckte han i den vevan då jag meddelade att jag ämnade vända mig till Asien.
- Inte för att jag vet hur de gör men jag har sett folk komma friska därifrån, berättade han.

Ett argument mot att träffa läkare via Skype t.ex. är att de inte skulle kunna undersöka. Man ska veta att de indiska läkarna går på helt andra saker än vad de västerländska skolmedicinarna gör. Jag ska bara ge dig ett par exempel. Titta på dina egna naglar. Har du halvmånar eller inte? En frisk människa har halvmånar dvs. det är vitare högst upp mot nagelbandet. Om du saknar halvmånar står det för att du har näringsbrist och även för att din sköldkörtel bör utredas. De gör också så kallad facereading[49] och ser den vägen i ansiktet hur pass förgiftad en människa är samt vilka organ som är drabbade.

Däremot kan man inte ta pulsen via Skype, men den puls skolmedicinen använder är ändå inte samma som t.ex. vad de indiska läkarna utför. En ayurvedisk läkare använder mycket mer analys vid avläsning av pulsen, och det är en väl respekterad metod. Dessa och många andra tekniker kan användas var som helst och behöver ingen utrustning.

Din puls är din unika livssignal i din kropp. All aktivitet i kropp och sinne styrs av fluktuationen som är ditt hjärtslag, och det är blodflödet från den pulsen som när, rensar och informerar var och en av alla dina celler.

Även om skolmedicinare använder pulsen som en grundläggande markör för hälsan är det en västerländsk tanke att blodpumpningen dikteras av en ofrivillig elektrisk impuls som kommer från hjärtat. Med andra ord är hjärtat, som stöder hela vår existens, i stor utsträckning sedd som en elektromekanisk apparat.

---

[49] https://www.youtube.com/watch?v=xtWQnKi0eaI

Inom ayurvedisk vetenskap anses hjärtat vara det sanna hemmet för ditt högre medvetande, eller med andra ord din själ. Hjärtat bär din personliga vibration vilket är mycket mer omfattande än bara en dans av biologisk aktivitet. Pulsen som orsakas av detta flöde är rytmen av medvetandet i hela din kropp. I århundraden har ayurvediska läkare kunnat fastställa detaljerad information om en persons mentala och fysiska tillstånd från pulsen baserat på detta koncept. Som sådan är pulsläsning en av de mest fascinerande aspekterna av detta helande indiska system.

Det krävs lång träning för en ayurvedisk läkare att kunna tolka den enorma mängd meddelanden som är dolda i kroppens puls.

När en skolmedicinare fnyser åt att "träffa" en patient via Skype, bland annat för att man inte kan ta pulsen, framstår klagomålet som märkligt eftersom de själva och ayurvedaläkarna utför två helt olika saker. Den sistnämnda kan ta sig fram långt genom att studera dina ögon, och inte minst ditt ansikte, men det är sant att de inte kan ta just pulsen via Skype, däremot kan de få dig att göra det åt dem ganska långt.

## SE UPP MED DEN SVENSKA ATTITYDEN OM DU BER OM HJÄLP UTOMLANDS

Dr Darren kan förse dig med naturläkemedel, om du skriver in dig som patient, och en vanlig svensk reaktion är "Han vill bara sälja sina grejor". I andra kulturer hade man sagt om samma sak: "Han tar ansvar fullt ut och har stenhård kontroll på vad hans patienter får i sig. Han har nitton års erfarenhet och tänk vad generös han är som inte bara tar sig an amerikaner".

Svenskarna är ett fattigt folk, oftast fastighetsskötare till banken och med enorma hushållsskulder och ingen buffert, och denna svenska attityd borgar för att fattigdomen lär bli ännu djupare därför att du meddelar universum att pengar är fult, ta betalt är fult, tjäna pengar är fult, ha pengar är vedervärdigt och med den attityden får du själv aldrig något som helst överflöd.

Den så kallade attraktionslagen fungerar utomordentligt väl och den kommer aldrig att rikta energi – pengar är energi – mot dig om du finner pengar äckligt, fult, vedervärdigt eller obehagligt. Tvärtom kommer energierna du sänder att borga för att du får in så lite pengar som möjligt. Du har just bett om att få slippa de hemska pengarna.

Du kan studera människor runt dig, människor som du uppfattar har "lätta" liv, och de tycks få in allt de behöver och mer därtill. Om du lyssnar noga kommer du att upptäcka att de är tacksamma för vad de har. De sitter aldrig i sin nya eka och gråter för att de inte kunde köpa en mindre racerbåt. De är tacksamma för att de kunde köpa en eka, och vips två år senare är de tacksamma för att de kunde sälja den och köpa en liten racerbåt.

Matteus 3:12 beskriver denna för människan välkända sanning sedan tusentals år tillbaka: "Ty den som har, åt honom skall varda givet, så att han får över nog; men den som icke har, från honom skall tagas också det han har."

Vi tolkar orden omedelbart som ett uttalande som rör just pengar, ekonomi eller prylar men efter att ha samtalat med en smart biskop om saken en hel helg, delar jag hans syn att det som avses är tro och tillit. Vi kan skriva om det så här: Den som har tro och tillit kommer allt att vara givet, och du får in precis allt du behöver och lite till, men den som saknar tro och tillit, den personen kommer att förlora allt, t.ex. vänskap, stolthet, osv.

Om man inte tror och litar på dr. Darrens alla uttalanden, han har gjort många videos, utan anser att han "bara vill sälja sina grejor" så kommer man inte att kontakta honom, inte skriva in sig som patient, inte läsa hans nyhetsbrev och inte skaffa sig de produkter han säger sig veta fungerar, och han lutar sig mot nitton års erfarenhet.

Den som har tro och tillit kommer att utreda dem, ställa frågor, testa sig fram bit för bit och kommer att få mer och mer insikt och aha-upplevelser då de knyter en erfaren, mögelkunnig person till sig. Tycker man inte om honom vimlar det av liknande internetkliniker, samt att UMS finns som också levererat resultat i över ett år nu.

Eftersom vi är sekulariserade tänker vi aldrig i bibliska termer, trots att det är vår kulturs botten, men jag har förmånen att få göra det ibland då jag varje vinter i sju års tid har befunnit mig i Indien där jag bor med en Tomaskristen familj. De tänker sällan som vi gör, och det är nyttigt att få insyn i deras världsbild. Tomaskristna är de kristna i Sydindien, särskilt i delstaten Kerala där jag alltid är, som har kyrkliga traditioner från tiden före den portugisiska kolonisationen. Det finns ett par hundra Tomaskristna med olika samfundstillhörigheter i Sverige.

Efter sju år i den miljön kom jag på mig själv att jag tänkte "baklänges", det vill säga osvenskt, och det var en dag då jag lyssnade på några landsmän som var upprörda över att det pågår, som de såg det, ett folkutbyte i Sverige.

Vi kom sedan, av en slump, in på att vår stat saknar respekt för gamla, sjuka och handikappade, och jag kom att minnas en indiska som hade sagt mig för flera år sedan att världen skulle fungera om alla följde de tio budorden. Den gången nämnde hon i en bisats att det fjärde budordet är det enda som innehåller ett löfte.

Vilket löfte? undrade jag som inte kan Bibeln nämnvärt. Hedra din fader och din moder, på det att det må gå dig väl och du må länge leva i ditt land. (Du ska visa respekt för dina föräldrar.)

Ska vi gå på den meningen är det således logiskt att vi inte ska få leva länge i vårt eget land eftersom vi saknar respekt för alla gamla, sjuka, äldre och inte minst för föräldrar. Jag säger inte att de "har rätt" men de får en att tänka och det är nyttigt.

Det är för övrigt denna bristande respekt, inte minst för sjuka, som har öppnat upp för internetklinikerna utomlands, och som ligger bakom att jag startade Utmattningsskolan.se och att folk söker vård utomlands allt mer.[50]

Visst, det finns många bedragare som använder internet men det går inte att få tag på dem, inte söka upp dem och det går inte att boka dem för föreläsningar.

En intressant tjänst som dr. Darren har är "patientadvokater", det gäller givetvis bara amerikanska medborgare, men det är intressant att notera att funktionsmedicinarna börjar serva sina patienter även med advokater vars uppgift är att stämma dem som har skadat patienterna. På Cypern finns t.ex. "mögeladvokater" precis som i USA. Vi har i vår misshandelslagstiftning en fras som handlar om "framkallande av sjukdom" som åklagarna borde pröva avseende byggfusket, vars existens inte är någon hemlighet eftersom myndigheterna har skrivit om det.

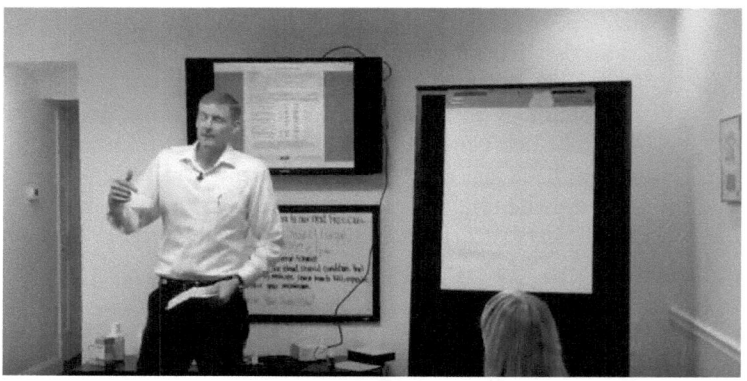

Vi har få funktionsläkare i Sverige, dr. Peter Martin i Göteborg är en av dem. I botten är han en gammal skolmedicinare och distriktsläkare. Han söker i skrivande stund efter fler funktionsläkare till sin praktik samt meddelar på sin hemsida att han inte kan ta emot nya patienter.

---

[50] https://www.svt.se/nyheter/inrikes/allt-fler-soker-vard-utomlands

Internetklinikerna är ett exempel som vi kan betrakta som en konsekvens av den förtroendekris Läkartidningen också har sett, hört och upplevt. Läser vi den sjuka kvinnans text i denna boks förord samt Marias, Petreas och Mias berättelser ska vi inte bli förvånade.

En av mina bästa vänner vägrade att söka hjälp på vårdcentral och anlitade istället alltid veterinären om det var något. Denne hade dock stängt den dag hon drabbades av dubbelseende och senare den dagen fick hon en hjärnblödning och dog. Personligen hade jag ringt 112, men även hennes öde kan ses som en konsekvens av förtroendekrisen.

Det finns hemsidor som samlar ihop internetklinikerna och ger dem ett slags digitalt kontor. Exempelvis är www.unsinc.info en sådan portal liksom www.morphogenicfieldtechnique.com.

## I SVERIGE FINNS MEDICOO.SE

De skriver: "Efter säker inloggning med Bank-ID skapas din patientjournal automatiskt. Där fyller du själv i dina uppgifter och väljer sedan vad du söker vård för, snabbt och enkelt. Efter att du har svarat på alla frågor och genomfört betalning hamnar ditt ärende i läkarnas väntrum. Så fort en läkare har påbörjat ditt ärende och inlett en chatt med dig så får du en notifikation om detta via e-post."

Jag har ställt frågor till dem, vad de gör med mig om jag kommer och säger att jag är säker på att jag har mögeltoxiner, och deras support skrev att rätt läkare skulle svara mig men något svar kom aldrig. Jag påminde en gång och deras support svarade att "då försöker vi en gång till" men jag fick aldrig svar. Varför, kan man bara sia om men tanken har slagit mig att de inte vet vad de ska säga.

## MEN DET FINNS LJUS I TUNNELN

Läkaren och den *svenska* psykiatrikern Harald Blomberg säger i sin nya bok "Ta makten över din hälsa!" att "I stället för att lita till mediciner, som ändå inte kan bota oss, eller kirurgi – som kanske inte hade behövts med en annan diet och livsstil – bör vi stärka kroppens egen motståndskraft."

De flesta sjukdomar beror på inflammationer i hjärnan som dr. Blomberg menar har sitt ursprung i magen, och det är även Utmattningskolans erfarenhet. Vi kan således hitta åtminstone *en* svensk läkare och psykiatriker som med stor sannolikhet inte har något som helst emot att du fortsätter att läsa denna bok. Vi kan vara lika säkra på att han anses kontroversiell i Sverige men han är nog snarare modern och internationell.

## USA OCH ASIEN ÄR GIVETVIS OÄNDLIGT STÖRRE MARKNADER

Det finns speciella företag som inte sysslar med annat än mögel. Molddetoxcenter.com[51] är ett av dem. Givetvis tar de betalt för sina tjänster och många svårt sjuka har inte en krona som kan gå till läkararvoden förutom Medicco.se där högkostnadsskyddet gäller.

Det finns 100 000 mögelarter, färre än 500 är kända för att orsaka sjukdom hos människor, enligt Fema.gov[52]. Den hemsidan ägs och drivs av The Department of Homeland Security vilket säger oss att den förnekelse som finns i Sverige avseende kopplingen mögel – sjukdom inte finns i USA.

---

[51] http://molddetoxcenter.com/Mold_Detox_Center.php
[52] https://www.fema.gov/news-release/2002/07/19/mold-can-damage-home-and-health

## EN ANNAN ENGAGERAD NATURLÄKARE ÄR DR. AXE

Det råder ingen som helst brist på engagerade och mögelkunniga läkare men vi måste bege oss utomlands, och via internet slipper vi flyga till dem.

Dr Axe är populär och har en följarskara i miljonklassen, en enda läkare skulle aldrig klara av att utbilda och informera så många människor utan YouTube. Doktor Axe hittar du också via draxe.com, han har ofta webbinarium där han lär ut det han kan och det finns flera nyhetsbrev du kan prenumerera på. Han har producerat en video: "Black Mold Symptoms & 16 Natural Remedies"[53] där han tar upp symtomen för svartmögel och går igenom sexton olika sätt att bli av med det svartmögel som har tagit sig in i kroppen.

De sexton metoderna är: Bentonitlera, rå vitlök, aktiverat kol, oregano, gröna juicer, ta bort allt socker, kanel, köttbuljong och örtdiet, fixa fuktproblemen hemma, kasta allt möjligt, rengöra med tea tree-olja, bikarbonat, vinäger, extrakt av grapefruktolja, väteperoxid och slutligen se över luftfuktigheten hemma.

Vi kommer att gå igenom flera möjliga åtgärder längre fram. Dr. Axes uppsyn räcker just nu för att du ska förstå att det finns metoder. Vi minns kvinnan vars text jag har med i förordet: "jag är ett vrak o vet inte vad jag ska göra först.. el vem som kan hjälpa mig,... förvirrad, desperat..."

---

[53] https://www.youtube.com/watch?v=9G-T0bNLUss

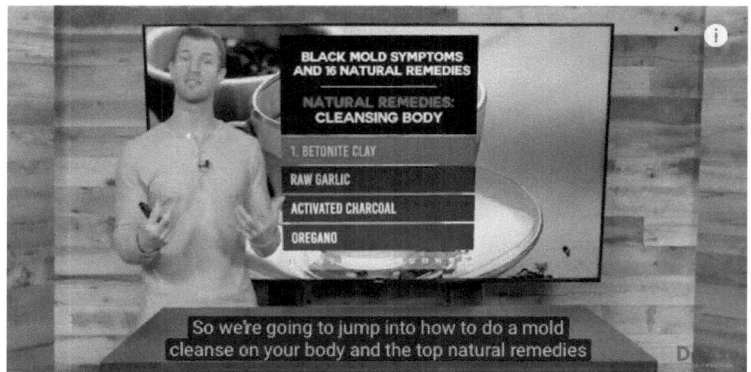

## DOMSTOLEN GODKÄNDE KOPPLINGEN MÖGEL – SJUKDOM, MEN...

I Utmattningsskolan.se frågar drabbade ibland om man inte kan stämma någon, och mitt svar i nuläget är att det är riskfyllt. "I fredags föll domen i tvistemålet mellan Ritt Goldstein och Kopparstaden. Goldstein, som förlorade, blir skyldig att betala Kopparstadens rättegångskostnader på 214 495 kronor.

I dag lider Goldstein av ett flertal sjukdomssymtom, som tingsrätten funnit rimligt att anta är förvärrade av mögel och kemikalieförekomster i den aktuella lägenheten i Hosjö. Den avgörande frågan i rätten har varit om Kopparstaden bör hållas ansvariga för detta genom att ha agerat försumligt. Och det har Kopparstaden alltså inte, slog rätten fast i fredagens dom. Ritt Goldsteins advokat Åke Söderman säger att han hade trott att Ritt Goldstein skulle vinna målet mot Kopparstaden."[54]

Jag, som har ett förflutet som lekmannadomare i Stockholms Tingsrätt under många år på 70- och 80-talen, förstår inte hur advokaten kan ha trott det.

---

[54] http://www.dt.se/dalarna/falun/dom-i-mogelrattegang-forvanar-advokat

Vill man överhuvudtaget bråka om saken måste Sverige först köpa internationella studier och symtomlistor. När det har skett kan man uppträda i en domstol t.ex. med talsvårigheter, hjärndimma och visa upp att man har svårigheter att ens orientera sig på grund av mögel och inte för att man är galen.

Innan det sker kommer alla mögelskadade med stor sannolikhet att klassas som tokiga eftersom mögel nu inte finns, och då blir man sedd som rättshaverist om man börjar försöka stämma bolag. Det torde vara helt utsiktslöst innan vi har fått en symtomlista som håller måttet och en mer amerikansk syn på själva problemet.

Allmänheten tror i allmänhet att domstolar letar efter sanningen och så är inte fallet. De ser enbart på vad som är bevisat här och nu. Man bör alltså fråga den humanitära stormakten Sverige varför den har hittat på symtomlistor som få eller inga andra länder använder sig av? Finland har inte delat symtomlistorna på mitten eftersom de nu har kliniker för mögelskadade som bott i så kallat sjuka hus.

Doktor Andrew Campbell föreläser om vad som händer i människokroppen[55] då vi exponeras för mykotoxin och han tycks vara en rutinerad läkare som har lämnat skolmedicinens tänk som går ut på att ett rödsprängt öga ska till ögonkliniken och din ångest ska till psyket. Vi kommer att få se fler och fler medicinare som hoppar av dagens rutiner därför att de inte är hållbara. Dr. Campbell beskriver också under sin föreläsning hur han möter människor som har kassvis med mediciner och som kan ha träffat mängder med läkare.

Utmattningsskolans medlemmar har i allmänhet läkare som blir glada även om jag har hört talas om det motsatta dvs. läkare som blir vansinnigt provocerade, drar in sjukskrivningen och straffar den som ens knystar om att de går i någon Utmattningsskola.

---

[55] https://www.youtube.com/watch?v=08GKz3GuobU

## DE SYMTOM JAG HAR REDOVISAT OVAN ANVÄNDS UTOMLANDS

Nu är det dags för dig att ta fram "Min symtomlista" igen för vi ska gå igenom den som används i Sverige.

Enligt internetmedicin.se gäller följande: "Vanliga symtom som sätts i samband med fukt och/eller mögel i inomhusmiljön: Känsla av irritation eller torrhet i ögon, näsa och svalg, nästäppa, snuva, heshet, hosta, återkommande luftvägsinfektioner, uppkomst eller försämring av astma. Hudsymtom – Värmekänsla eller rodnad i ansiktet och på halsen, torr, irriterad hud, klåda, hudutslag, försämring av seborroisk dermatit, rosacea, urtikaria eller eksem. Allmänsymtom – Trötthet, koncentrationssvårigheter, huvudvärk, allmän sjukdomskänsla, luktöverkänslighet. Det saknas god evidens för samband mellan fukt/mögel inomhus och allmänsymtom. Emellertid kan enligt klinisk erfarenhet allmänsymtom förekomma sekundärt till luftvägssymtom, framför allt rinit med nästäppa. Andra problem – T ex upplevelse av obehaglig lukt, exv. av mögel, jord eller källare."[56]


## DE TROLLAR I SVERIGE

Man har trollat bort såväl problem med hjärnan, som hjärndimma och emotionella problem men behåller "trötthet" och "koncentrationssvårigheter", men den som söker för dessa besvär hamnar inte hos mögeldoktorn utan sänds idag till psyket.

Man slår också fast att: "Det saknas god evidens för samband mellan fukt/mögel inomhus och allmänsymtom." Detta trots att det finns åtminstone en dom som talar om samband mögel – sjukdom – och en regering som talar om problemet på sin hemsida och en hel värld utanför Sverige som är helt på det klara med att sambandet existerar.

---

[56] http://www.internetmedicin.se/page.aspx?id=4157

Nu drivs inte internetmedicin.se av någon statlig instans utan av ett par läkare, men de är tongivande och eftersom många använder den hemsidan får den anses vara de svenska läkarnas ryggrad. Om den hade drivits av en myndighet hade de gjort sig skyldiga till ett slags domstolstrots eftersom det finns åtminstone en dom som kopplar ihop mögel med sjukdom.

Om vi backar bandet trettio år visste "alla" att mögel är jättefarligt, och att man blir sjuk av det. Den kunskapen fördes från generation till generation, men kunskapsutbytet mellan generationerna har till stor del upphört vilket är ett skäl till skolans enorma kris samt den så kallade "fördumningen".

En förskollärare berättade att en förälder hade varit upprörd för att förskolan hade besökt en bondgård, och mamman menade på att "Alla vet att mjölk tillverkas i fabriker idag!" Hon fann det urmodigt och omodernt att visa upp kor för barn.

Alla som arbetar med svenska turister vet att de unga vuxna kan klämma ur sig sådant som "Ingen sa till oss att det är fiskar i havet, barnen blir rädda!" till "Det är för mycket sand på stranden.". Man tror inte att det är sant men det är det.

Mot bakgrund av det kan vi lättare förstå om folk bor med svartmögel på väggarna, hänger tavlor över fläckarna, går till doktorn som meddelar att allt är socialt, psykiskt eller arbetsrelaterat och så får de antidepp. På samma sätt är det begripligt att unga vuxna undersöker utsikten då de ska köpa ett hus men aldrig husgrunden.

De vet helt sonika inte hur farligt mögel är och de bor dessutom i ett land som blånekar till att det skulle vara något särskilt med det. Det är den psykiska ohälsan som ökar.


## DET ÄR VANLIGT MED MÖGEL INOMHUS

I miljöhälsoenkäten 2007 uppgav 18 % antingen synlig fuktskada, synligt mögel eller mögellukt i hemmet och då kan vi räkna ut att 18 % också är påverkade. Anticimex[57] anger att var tredje villa har mögelproblem. Den uppgiften bekräftas av Folkhälsoinstitutets mätning att 1,7 miljoner är drabbade. Det är nästan 20 % av hela folket och barnen är oräknade.

Vi har erfarit flera gånger i Utmattningsskolan.se att läkare har lyssnat på våra medlemmar, sagt att de ska kolla upp vad de nu kommer och påstår, och vid nästa besök har läkaren meddelat att vederbörande har googlat och inte hittat någonting.

Nej, för de måste googla på engelska. Det är som om alla "Köp bara svenskt kött"-kampanjer har spridit sig kors och tvärs över hela kulturen. Finns det inget skrivet på svenska så finns det inget att läsa överhuvudtaget; mögel ger lite astma, punkt slut.

## MEDLEMMAR I UTMATTNINGSSKOLAN HAR MÖGELTESTAT SINA BOSTÄDER

Några har valt att sanera och andra att flytta, de som valt att flytta gör mögelutredning i sina tilltänkta nya bostäder och har upplevt att ett utvalt objekt visade sig vara ännu mögligare. Ja, om vi hade en miljon sjuka hus år 2003 vad har vi då inte idag? Vill du testa din bostad kan du höra med din kommuns miljökontor om de kan hjälpa dig. En del mögelskadade har uppgett att de möttes med arrogans, det skiftar förmodligen från kommun till kommun.

Du kan kontakta Anozona[58] om du inte får hjälp inom kommunen. De tar 2 375 kr i skrivande stund. Det finns många som erbjuder ett snabbtest t.ex. Drybox[59], Armor Mold[60] och på YouTube ligger en video som visar hur det går till, den heter "Drybox Mögeltest".[61]

---

[57] https://www.anticimex.com/sv-SE/fuktproblem/
[58] http://www.anozona.biz/testkategori/sjukahusprovet
[59] http://www.drybox.se/drybox-mogeltest/
[60] http://www.homedepot.com/p/Mold-Armor-Mold-Test-Kit-FG500/100628956
[61] https://www.youtube.com/watch?v=hgpIz2m2vD4

De som valt att sanera menar på att det är nog svårt att ens få tag på en ren bostad. Personligen skulle jag inte klara av att sälja en mögelbostad och låtsas som att det regnar. Men man ska vara klar över, och det lärde vi oss av Marias berättelse, att möglet flyttar med.

En medlem berättar: "Bara för att du ska få veta hur det funkar i Sverige; jag gjorde mögeltest hemma. Mögeltestet 'indikerar fuktskada' 3-10 gånger större mängd mögelsporer än normalt. Utmattningsskolans mögelgrupp säger flytta och lämna allt. Jag ringer en saneringsfirma och hör vad de säger. Farbrorn säger att det är vanligt för äldre hus med den mängden. Ok, det kan jag tro. Vi pratar vidare han tycker inte det är något att oroa sig för. Ingen grund för att utreda skadan. Men han tycker att jag ska dammsuga ofta. Men å andra sidan har han hört att många som bor i mögel är mycket sjuka och har svårt med ork. Jag har redovisat min hälsostatus. Känns som typiskt tankesätt här. 'Jag vet om att du far illa av det här. Men jag har bestämt av princip att den här mängden mögel inte är farlig. Så jag tänker inte säga till dig att du borde agera.' Vad är detta för mentalitet? Helt stagnerat."

Den av UMS-medlemmen beskrivne mannen arbetar med mögeltester, och har den nationellt typiska attityden till mögel. Går vi till en annan firma[62], som sysslar med mögelsanering, hittar vi en mycket påläst VD som med stor sannolikhet inte skulle bo en timme själv i mögel.

När du har läst boken färdigt är det smart om du skriver ner tio frågor, som du vet svaren på, och när du sedan ska ha med människor att göra kan du ställa dina frågor, och se vad du får för svar. Då "hör" du snart om det är en som kan det vi kan kalla för den internationella synen på mögel eller inte.

---

[62] http://www.lfs-web.se/mogel.htm

## NUMERA SKA ALLT TRÄNAS BORT

De sjuka uppmanas konstant nu att "motionerna" då man tror att de har dålig kondition men har de hjärndimma är det rådet rent livsfarligt då vi lätt ramlar. I Utmattningsskolan är rekordet en som föll handlöst utan förvarning och bröt ryggen hösten 2016.

Jag som hade diagnosen "utmattningssyndrom", som i verkligheten var förgiftningar, fick rådet att gå så fort jag bara kunde med stavar, och det testade jag en gång och hamnade i sängen med en obeskrivlig yrsel. Jag hamnade aldrig på psyket, förmodligen för att jag kom med ett parasitlabbsvar i handen från ett annat land.

Ska man inte hårdträna så ska man ha "medicinsk yoga" som Landstingen tycks ha upphandlat, och vår erfarenhet i Utmattningsskolan är att den är farlig för dem som har hjärndimma. De rapporterar allt som oftast att de vaknar dagen efter med en sprängande huvudvärk och yrsel. Yoga påverkar hjärnan och är skapad för att påverka hjärnan. Man bör ha läkt alla inflammationer i hjärnan innan man utövar yoga.

## LÅNGSAMT MEN SÄKERT SPRIDS UMS-METODEN

Den är här för att stanna. Människor känner snabbt då de använder UMS-metoden att den biter på inflammationen vi har i hjärnan vars rot ofta sitter i magen, plus att vi inte sällan har en läckande tarm. Året Runt skrev hösten 2017 ett stort reportage om vår medlem Jeanette som är helt återställd nu.

Den metoden vi använder för att slå ner hjärndimman så att man kan börja tänka, hittar du i UMS första bok: "Utmattad – Fri från hjärndimma!" som finns i bokhandeln som häftad, e-bok samt ljudbok. Många sjuka kan inte ens läsa.
Boken har en egen hemsida där vi samlar återställdas berättelser; www.utmattad.net.

**Mia Marie-Louise Wiklund**

Mamma ringde igår och sa,
"Mia, det är en så bra artikel i nya tidningen. Den måste du köpa. Det
handlar om en Jeanette som blivit frisk. Det är som att läsa om dig".
Gulliga mamma

Jag svarade att det ju är den skolan jag pratat om i ett år

## ÄR DÅ UMS-METODEN VETENSKAPLIGT BEVISAD

Ja, och nej, vi har stor erfarenhet av den, och med "vi" menar
jag femhundra människor som började testa sommaren 2016,
och som har tipsat andra sjuka så att UMS har sexdubblats på
ett år.

Vetenskapligt bevisad blir metoden den dag forskare ber att få
fråga ut UMS-medlemmar, samtidigt som de har en kontroll-
grupp som aldrig haft med UMS att göra, dessa forskare är
varmt välkomna.

Men man kan inte forska på något som inte existerar varför en
sådan metod som UMS-metoden måste uppstå först, och sedan
kan man forska på den. Uppstår aldrig metoden finns det inget
att forska runt.

Vi har ett slags forskning internt så långt att jag ställer frågor,
och svaren är givetvis inte "vetenskapliga" eftersom vi inte vet
vad de som inte svarar tänker. Men utfrågningarna ger indikat-
ioner, liksom alla berättelser. UMS startade därför att jag själv
ville se om fler än jag kunde bli friska med samma metoder,
och när så skedde strömmade givetvis fler sjuka till oss och det
ena gav det andra.

Eftersom jag var botad utomlands köpte de första femhundra
individerna det faktum att mycket av det vi tar upp ännu inte
har använts inrikes. Kravet att allt ska vara svenskt har vi mer
upplevt utanför UMS än inom skolan.

Jag ska ge dig ett tydligt exempel. Om du eller jag går till en vårdcentral i Sverige idag och säger: "Man kan ta fettceller och omvandla dem till stamceller och bota vilken vävnadsskada som helst"[63] har vi goda chanser att få en remiss till psyket utskriven. Om du säger samma sak inom skolan får du förmodligen svaret:
- Jag vet! Intressant! Häftigt! Det är forskare i Australien vid UNSW (universitet) som har kommit på det.

De omvandlar inte en fettcell till en stamcell. De tar fettceller och separerar stamceller från olja och fett. Det ingår i ny forskning runt MS.

Du riskerar att få samma remiss till psyket utskriven om du säger: - I helgen ska jag hålla mig inomhus och dricka mycket vatten, för det ska bli solstormar, och då får man lätt yrsel, huvudvärk och problem att sova.

Säger du samma sak inom skolan får du rapporter av andra hur de har mått vid tidigare solstormar. Det räcker med att ta sig till England där BBC meddelar allmänheten[64] medan svensk press alltid tiger trots att konsekvenserna av stormarna påverkar många[65] och speciellt sjuka.

I Indien kan du läsa om det på förstasidan i tidningen. Vid de kraftiga solstormar som var runt den 23 augusti 2017 meddelade flera i skolan att deras barns förskolors pedagoger hade uttryckt att barnen hade varit "som förbytta" och UMS-medlemmarna drog slutsatsen; solstormarna. Det kan man inte säga hur som eftersom precis allt psykologiseras samt att solstormar är okänt. Det saknas väl breda *svenska* studier om det också... och saknas det får du inte publicera information via Det Stora Bokförlaget och landet förblir kvar i mörkret.

---

[63] https://sciencr.com/fat-cells-converted-into-stem-cells-can-repair-any-damaged-tissues/
[64] http://www.bbc.com/news/science-environment-38849147
[65] http://www.messagetoeagle.com/how-solar-flares-affect-human-health-our-mind-and-body/

Räkna med att det mesta som rör mögel också är helt okänt inrikes och är man konspiratoriskt lagd kan man säga att det är med vett och vilja, politiskt styrt. Jag drar inte den slutsatsen alls därför att jag springer på detta fenomen inom många områden.

Jag tror mer på att vi har ett slags fobi mot utlandet dvs. att statligt styrda verksamheter är genomsyrade av det. När jag kom med ett labbsvar i handen från ett annat land köpte inte ett av Sveriges största sjukhus det alls. Jo, de lyssnade, jag remitterades inte till psyket, men man ville ta egna *svenska* prover och se om jag verkligen hade parasiter.

Det tog fem timmar att få svar utomlands, proverna togs åtta på morgonen och doktorn ringde klockan två på eftermiddagen, och meddelade mig. I Sverige tog det tre veckor, och sedan fick jag veta att jo, jag hade den parasiten.

Då hade parasiterna tuggat i tre veckor extra på mig, parasitsåren hade tiodubblats i storlek, varför jag var så illa åtgången att man valde att lägga in mig i fyra, fem dagar och ge mig medicin intravenöst. Normalt sett behöver man bara punktbehandla.

Media har också under lång tid, sedan Olof Palme gjorde inrikespolitik av utrikespolitiken, förtalat andra länder på ett sätt som börjar bli helt groteskt. Vi känner alla till att det bor samer i kåtor i Lappland sommartid ute på fjället men India Times kör inte bilder på dem med texten: "Så här bor de stackars svenskarna, de har inte ens riktiga bostäder!". Vår press kör den stilen i princip jämt.

I vår kultur, och under hela min levnad, har man ofta velat sjukförklara allt nytt, innovationer, uppfinningar med mera. Vi är fortfarande världsledande avseende just innovationer men innovatörerna lämnar snabbt landet. Jag har träffat en del av dem utomlands, och de anger jantelagen som orsak.

Vi är alla matade med att vi är modernast i hela världen, världsledande och världsbäst medan alla andra bor på stampade jordgolv och rider på åsnor, och eftersom det är så behöver vi inte ens se efter om ett problem redan är löst någon annanstans. Det händer ofta att jag läser någon artikel med rubriken; Nyhet! Ny *svensk* forskning visar... och sedan handlar det om något som har varit känt i 5000 år i Asien.

Frågan är säkert komplex men det är inom UMS ett konstaterat faktum att ett skäl till att folk inte får hjälp beror på isoleringen ifrån omvärlden. Någon svensk studie har helt säkert kommit fram till att man får lite astma av mögel, och sedan är det satt i sten. Vad amerikaner och japaner och australiensare har kommit fram till struntar vi i.

Denna vår ovana att bara ta till oss *svenska* studier t.ex. innebär att nationen idag är omodern och synnerligen stagnerad. Det finns grupperingar som kämpar och kämpar för att få tillstånd *svensk* ME-forskning och det tänket går igen överallt.

Vi är en liten del av Europas befolkning och en försvinnande liten del av världens. Allt kan inte uppfinnas i Sverige och på svenska jämt och vill vi det lär vi missa grandiost mycket matnyttig kunskap. Vill du veta mer om mögel än vad jag presenterar rekommenderas du varmt att googla på engelska, och översätta om du behöver via Googles översättningsverktyg.


## DET ÄR TROLLANDET SOM LEDER TILL ATT MÄNNISKOR FÖR EN OMÖJLIG KAMP

Man trollar bort hjärndimman och emotionella problem ur symtombilden för mögel och det kan bero på att man vill vara medicinpolitiskt korrekt och stötta sin kollega som en gång i tiden bestämde att utmattad kan man *bara* bli av sociala, psykiska samt arbetsrelaterade skäl.

Symtomlistan i Sverige måste ändras först, och ändrar man den bryter helvetet lös eftersom vi talar om 1,7 miljoner drabbade som alla ska ha vård, upprättelse, skadestånd och mögelfria bostäder.

En annan grupp som har "skäl" att trolla är den del av de mögelskadade som inte ens vill höra talas om att man skulle kunna bli av med såväl toxinerna som symtomen, och som av någon outgrundlig anledning har attityden; rör inte min diagnos.

Jag har uppsökts av några av dem online och de är rasande för att jag ens nämner att det visst går att bli frisk för det har andra blivit världen över. Aggressivitet kan ingå i symtomen varför det inte är speciellt märkligt, men arga blir de.

## VARFÖR HAR MÖGLET VÄXT OSS ÖVER HUVUDET?

När jag var barn gick vuxna män dagligen och stack en högaffel i höet för att släppa in luft, ventiler på husgrunder öppnades nogsamt vid bra väder och stängdes då det regnade, och det fanns en mögelmedvetenhet i vardagen. Fastigheter var männens ansvar och fadern lärde söner.

Runt 1970-75 blev det plötsligt modernt att män skulle göra allt det som hemmafruarna och hembiträdena gjort förr men det blev aldrig modernt att någon skulle ta över vad männen ansvarat för tidigare. En arkitekt jag talat med anser att 70 % av våra hus är helt otjänliga som bostäder och han sa mig att kanske 80-90 % av alla barn bor i mögelhus.

Jag läser ofta om att den psykiska ohälsan bland barn bara ökar och ökar, och att inget land kan mäta sig med Sverige avseende psykisk ohälsa bland unga. Inte ens Danmark eller Norge, inget jämförbart land kommer ens i närheten av Sveriges ohälsotal avseende unga.

Det är någonstans runt 1975 som problemen startar på allvar.

## IDAG KÖPS HUS UTAN ATT UNDERSÖKA ELLER BE ANTICIMEX GÖRA DET

Jag köpte själv ett trähus med torpargrund för tio år sedan och beställde en *utökad* överlåtelsebesiktning och då sa just

Anticimex till mig att det var mycket ovanligt att någon gjorde det utan att ha känt lukt eller fått problem utan bara för att ett hus skulle köpas. Riktigt vakna beställer en radonundersökning innan de betalar från en till trettio miljoner kronor för ett hus. I Stockholm är det megapopulärt att bo i bostadsrätter byggda på sjöbotten, och var det kommer att sluta är inte svårt att räkna ut.

Det hus jag köpte hade en grund som var mögelskadad, priset sänktes med 60 000 kr och Anticimex sanerade för lika mycket. En fläkt sattes in som ska stå på vårar och höstar och den gör således det alla män förr gjorde då de öppnade och stängde ventiler.

Om jag inte hade gjort det hade jag senare insjuknat i tre förgiftningsrötter; aluminium, parasiter och mögel och frågan är om jag ens hade överlevt det och i så fall hur länge? Samtliga rötters symtom hade inneburit att jag hade skickats till psyket där jag hade fått psykofarmaka, och biter inte den får man slutligen elchocker som möjligen kan avliva några parasiter men knappast driva ut aluminium och mögel.

Vi saknar mögelmedvetenhet för om vi hade någon sådan skulle kanske endast två tredjedelar av landets villor kunna säljas. Nu säljs även mögelbostäder, folk blir sjuka, skickas till psyket och cirkusen är igång ofta i åratal eller på livstid. Människor tänker inte på mögel som en möjlig förgiftningsrot, och vi har flera inom UMS som har angett att deras läkare förnekar samband mellan mögel och sjukdom. Det kan man göra om man aldrig googlar på engelska och inte heller sätter sig in i tingsrättens dom. Då kan man fortsätta att hävda att det inte finns någon som helst koppling.


## DET FINNS MÄNNISKOR I SVERIGE SOM HAR SATT SIG IN I INTERNATIONELLA RÖN

"På sidan Mögelhus orsakar depression och skilsmässa lade vi ut svar på en fråga som sedan företagsstarten varit mycket vanligt inkommande, nämligen om mögel i hus kan vara orsak till depression, håglöshet, trötthet, irritation, ilska, koncentrationssvårigheter och liknande tillstånd. Ett antal år senare kan vi nu i skrivande stund ge mer ingående svar på frågan och det blir inte nekande eller på något sätt avvikande utan istället mycket mer förtydligat. Svaret är ja, det finns högst sannolik koppling.

[...]

Vid test på ME patienter som varit mögelexponerade konstateras att det finns mögelgift i kroppen till skillnad från icke-exponerad kontrollgrupp.

Just mögelgifters roll vid inandning är medicinskt sett oklar trots att det finns en mängd studier som framhäver de potentiella skadeverkningar som gifterna har. En av rollerna mögelgift kan ha vid depression är att ge sig på mitokondrierna som bl.a. är till för att ge kroppen och hjärnan energi. Mögelgift är förknippat med neurotoxicitet bl.a. genom oxidativ stress och har vidare dokumenterad förmåga att kunna passera och nedsätta funktionen i blod-hjärnbarriären."[66]

Det är företaget Ljungby Fuktkontroll & Sanering AB som har skrivit texten, de jobbar med sanering och hänvisar på sin hemsida till engelska texter. Idag finns det många internationella studier som pekar mot att "depression" i botten är en inflammation. Även svenska Vetenskap och hälsa har meddelat det.[67]

Saneringsföretaget drar också slutsatsen att tillståndet kan medföra skilsmässor, och i Utmattningsskolan.se har vi hört medlemmar vittna om att "skilsmässan var nära". Det är också logiskt att hjärndimman förr eller senare leder till stora sociala konsekvenser eftersom empatin tycks bli lidande och omgivningen uppfattar den drabbade som "orimlig". Jag

---

[66] http://www.lfs-web.se/mogel-lackande-hjarna-depression.htm
[67] http://www.vetenskaphalsa.se/depression-kan-bero-pa-inflammation/

rekommenderar dig att läsa igenom hela deras hemsida därför att det syns lång väg att de är synnerligen pålästa.

## JAG FRÅGADE EN SANERINGSFIRMAS LEDARE HUR DE SER PÅ SJUKA HUS

"Misstänker man mögel så bör man gå till botten med hur huset mår, dvs. om det finns skador i huset som gjort att mögel etc. kunnat få fäste. Bättre är att redan innan man misstänker läsa på och vårda huset utefter den kunskap som finns och utifrån hur huset är konstruerat. När möglet finns där, i tillräcklig utsträckning, så kan det i värsta fall vara försent både för huset och hälsan.

Jag är väl medveten om hur denna patientgrupp behandlas inom vården. Det finns gott om skräckexempel. Det som vården inte kan förklara tack vare deras bristande kompetens eller ovilja, förklaras ofta som psykisk sjukdom.

När den stämpeln väl satts bär det av ännu mer utför för den då dubbelt upp drabbade individen. I Finland håller man nu på att sätta upp en mottagning speciellt för denna kategori av patienter, dvs. drabbade av sjuka hus. Det är allmänt känt att allt för många inom vården utpekar sjuka hus-patienter som psykisk sjuka. Ändå fortsätter det så här.

Jag tror det beror på att övre delar av samhällsskiktet inte vill hantera dessa allvarliga frågor. Det är smidigare att sortera bort patienterna på detta sätt, för då kan de inte längre klaga på sitt boende. Det vore en ekonomisk katastrof att ta tag i problemen utefter den dignitet som råder. Titta bara på antalet hus som skulle dömas ut och kostnaderna som skulle följa. Lägg därtill alla ersättningskrav för personligt lidande etc. Det som ligger i vägen för utveckling mot acceptans av problembilden är bl.a. medicinsk forskning.

Innan man till fullo på cellnivå kunnat knyta t.ex. mögel till sjukdomsutveckling, kommer det medicinska etablissemanget att blåneka, trots de tydliga spår och den tungt vägande evidens som redan finns. Jag ser sakta men säkert dock att vissa parter vänder kappan efter vinden och allt mer börjar erkänna att det kan finnas samband. Vi måste klättra högt i hierarkin för att se var nej-sägandet bottnar. Det är med andra ord beskrivet dubbelbottnat, för många har mycket att förlora på om problemen skulle lyftas till ytan. Ett exempel skulle kunna vara bankerna, som de facto "äger" alla belånade fastigheter. Money talks..."

Om jag går till alla UMS:are, vi säger de första tvåtusen, fanns det få eller ingen som ens kände till att man bör utreda mögel i sitt hem om man har "utmattningssymtom". Om vi tar tvåtusen fastighetsägare, tjänstemän, läkare med flera är sannolikheten stor att deras mögelmedvetenhet också är mycket låg. UMS:arna är spridda över hela landet, alla åldrar och yrken, och ringer folk till en vanlig saneringsfirma kan de mycket väl få det svenska svaret att mögel får man på sin höjd lite astma av. De lär få samma svar på många vårdcentraler, och det är möjligt att det är en "money talks"-fråga, men det behöver inte alltid vara det om jag ser till erfarenheten från UMS och vanliga svenskars första möte med informationen att svartmögel är mycket farligt och inget man ska bo ihop med.

Eftersom mögelsjuka skickas till psykiatrin kan man också tänka tanken att det finns ett motstånd att ens tala om mögel.

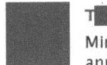

T▆▆▆▆▆▆▆▆t                                   den 5 oktober 09:24

Min dotter fick kämpa i flera år för att få hyresbolaget att ge henne en annan lägenhet... då hade hon en halv vägg med svartmögel från en vattenskada från lägenheten ovanför... de ville inte erkänna farligheten att bo så där...både hon och barnen hade fysiska besvär .

# NU SKA VI SLUTLIGEN LÄSA UTMATTNINGSSKOLANS SYMTOMLISTA

När man skriver en symtomlista vill man förmodligen ha den generell och arketypisk vilket är mer än begripligt samt förståndigt. Jag har sparat vår egen symtomlista som inte på något sätt är vetenskaplig eller publicerad i någon amerikansk regeringspublikation. Denna är "privat", den är min. Du får se den först nu då jag utgår från att din egen är i det närmaste färdigskriven.

Om man som jag är omgiven av sjuka hela dagarna, och läser in vad de har att berätta, får man fram en bred "symtomlista" som inte gäller för precis alla insjuknade. Min kan ge dig som läsare ett verktyg för att se också udda fall och om det kan vara mögelskadad du är. Du ska nu få se på "min" lista med symtom som jag har snappat upp från UMS:s sjuka medlemmar.

Minskad förmåga att koncentrera dig (hjärndimma), depression, magont, värk, personlighetsförändringar, humörsvängningar, ökad ångest och panikreaktioner, letargi och apati, aggression, nedsatt närminne (hjärndimma), oro, blödande tandkött, blödningar i hjärnan, blödningstendens, blod som inte koagulerar, dimsyn och synrubbningar, benmärgsstörningar, brännande känsla i munnen, bröstsmärta, kronisk trötthet, återkommande infektioner och influensakänslor, minskad sensorisk skärpa, koma, förvirring, hosta, krypningar i huden, skador på hjärtat, diarré, andningssvårigheter, koncentrationssvårigheter, ökad tendens till alkohol-, socker- och cigarettberoende, långsammare reflexer och svårare att tala, desorientering, yrsel, dåsighet, ögonskador, ögoninflammation, feber, håravfall, hallucinationer, huvudvärk, hörselnedsättning, inflammation i hjärtat, inre blödningar, nedsatt immunförsvar, oregelbundna hjärtslag, kliande näsa, gulsot, ledvärk, stelhet i leder, minskad sexlust, döda spermier, leversjukdomar, lågt blodtryck, minnesförlust och minnesproblem, muskelsmärta, illamående, näsblod, domningar, lungödem, röda ögon, rinnande näsa, anfall, skakningar, försämrade reflexer, halsont, stickningar, darrningar, kräkningar, kräkas blod, svaghet, viktminskning, väsande andning och stressat beteende.

## EN TREDJE ENGAGERAD PERSON ÄR DR. JOHN BERGMAN

Han har flera hundra tusen följare och du hittar honom på drjohnbergman.com, även han lär ut samt får oss att tänka.

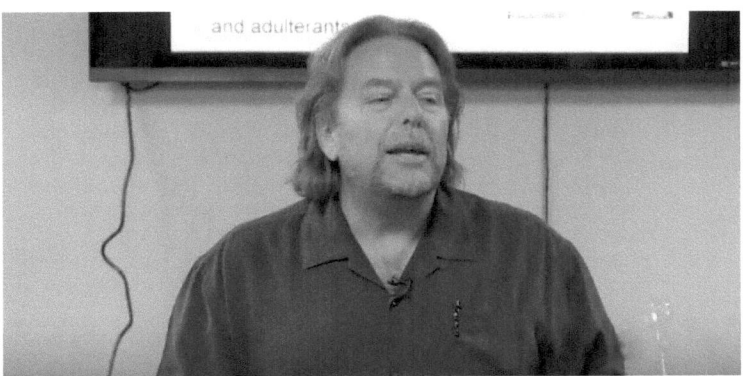

Dr Bergman har en stor poäng då han säger att man måste veta hyfsat hur kroppen fungerar för att kunna läka den. I en video kallad "How the Body Works"[68] går han igenom det viktigaste. Just den videon verkar än så länge inte ha översättning, men kan du inte engelska själv kanske du kan be någon titta tillsammans med dig?

Han säger att kroppen är en elektrokemisk maskin, och om vi ser på den med dessa ögon blir det än tokigare att bryta loss hjärndimman och skicka den till psyket, synrubbningarna till ögonkliniken, osv. därför att allt hänger ihop i denna vår "maskin".

Det är inte speciellt svårt att förstå att du, som nu läser min bok, börjar lägga ihop ett plus ett och bli arg. Det blir de flesta men häv den känslan innan du börjar fatta beslut. Kunskap är makt. Det är utländska kunskaper du behöver nu, först och

---

[68] https://www.youtube.com/watch?v=nvUuqt94lEE

främst, och därefter klokskap och beslutsamhet. Jag hoppas att jag och UMS-medlemmarna som talat ut ger dig det.

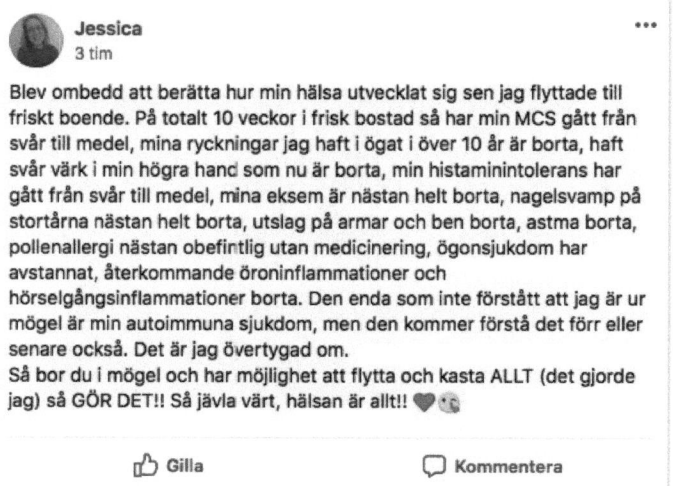

**Jessica**
3 tim

Blev ombedd att berätta hur min hälsa utvecklat sig sen jag flyttade till friskt boende. På totalt 10 veckor i frisk bostad så har min MCS gått från svår till medel, mina ryckningar jag haft i ögat i över 10 år är borta, haft svår värk i min högra hand som nu är borta, min histaminintolerans har gått från svår till medel, mina eksem är nästan helt borta, nagelsvamp på stortårna nästan helt borta, utslag på armar och ben borta, astma borta, pollenallergi nästan obefintlig utan medicinering, ögonsjukdom har avstannat, återkommande öroninflammationer och hörselgångsinflammationer borta. Den enda som inte förstått att jag är ur mögel är min autoimmuna sjukdom, men den kommer förstå det förr eller senare också. Det är jag övertygad om.
Så bor du i mögel och har möjlighet att flytta och kasta ALLT (det gjorde jag) så GÖR DET!! Så jävla värt, hälsan är allt!! 🖤

👍 Gilla          💬 Kommentera

## ÄR GIFTIG MÖGELEXPONERING ORSAKEN TILL DINA SYMTOM?

Det är din fråga. Är du en av de många som omedvetet bor eller arbetar i en vattenskadad byggnad? Vet du att du kan påverka din hälsa dramatiskt? Vi har förstått det via bland annat Marias och Petreas berättelser.

Det uppskattas, bland annat i USA, att luftföroreningar inomhus, inklusive mögel och mykotoxiner, kan bidra till mer än 50 % av alla våra sjukdomar. Mögeltoxinerna gör så att vårt immunförsvar i princip upphör att existera, vi blir som öppna mål för precis allting.

Vanligtvis tänker vi på smog, rök och utomhusförorening som skadliga för vår hälsa, men inomhusluftkvaliteten kan vara en ännu större risk för din hälsa. Många sjuka är inte medvetna om att ett giftigt hem eller en arbetsplats bidrar till deras symtom. Är du grundsjuk måste du ha en bra miljö runt dig och speciellt där du sover.

I Utmattningsskolans kurs 2, som handlar om sömnen och hjärnan, för vi in bland annat krukväxter i våra sovrum som omhändertar gifter och ger oss syre. UMS:are har rapporterat att de sover oändligt mycket bättre, längre och djupare efter det att de har sanerat sina sovrum växtvägen.

## DR ERIC BERG ANVÄNDER VI FREKVENT I UTMATTNINGSSKOLAN

Gissningsvis är han svenskamerikan i tredje generationen liksom dr. Bergman bör vara det. De flesta i skolan tycks älska hans lektioner och en av dem handlar om mögeltoxiner och muskelvärk[69]. Det minns vi att Maria skrev om utan att hon då förstod att det var allt mögel som orsakade smärtorna.

---

[69] https://www.youtube.com/watch?v=06yJ9xDabFM

Dr Berg är direktör för "Dr. Bergs Nutritionals" och han är författare till den bästsäljande amazon.com-boken, "The 7 Principles of Fat Burning".

Han har genomfört över 4 800 seminarier om hälsorelaterade ämnen och utbildat över 2 500 läkare världen över i sina metoder. Mycket av det finns på dr. Bergs hemsida www.drberg.com. Även han har ett mycket stort antal YouTube-följare.

Vi lyssnar på honom eftersom vi måste lämna Sverige för att hämta information från mer humanitära länder än vårt eget. Vi har faktiskt inget val. I början då jag hade startat UMS, den 27 juli 2016, skrev sjuka till mig att måste vi ha alla dessa engelska videos. Jag svarade att ja, det måste vi.

Efter någon månad hade precis alla förstått det, och lärt sig klicka på det lilla hjulet och översätta. De som är svaga i engelska fixade fram anhöriga som hjälpte till.

Doktorn säger i videon att cirka 30 mögelarter är extremt giftiga och de inaktiverar de vita blodkropparna så att immunförsvaret upphör att fungera. Vi minns att Maria berättade att hon fick infektioner i ett. Förgiftningen skapar svaghet, trötthet, bihåleproblem, kognitiva problem, stelhet och smärta, hudproblem, andningsproblem och allergier.

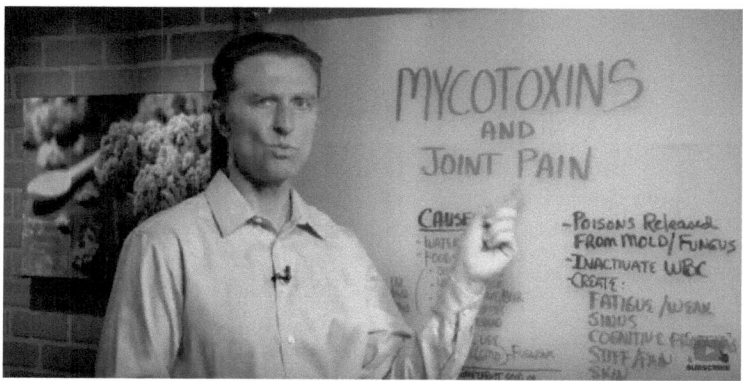

Dr Berg uppger att mögel härstammar från vattenläckor men också från mat som majs, vete, korn, sojabönor, bönor, nötter, ost, vin, öl, kaffe och bröd.

Hans råd; använda grapefruktkärnolja, vitlök, bentonitlera och undvik socker. Vad gör du med kärnorna när du äter grapefrukt? Jag gissar att du spottar ut dem eller tar bort dem innan du äter den. Grapefruktkärnor, speciellt i form av grapefruktkärnextrakt, innebär en mängd hälsofördelar för just mögelskadade.

Grapefrukt i sig har viktminskningsegenskaper, reducerar celluliter och förbättrar immunförsvaret. Grapefruktkärnextrakt har antibakteriella, antivirala och antisvampegenskaper

Det har varit bråk om det därför att kommersiellt producerade grapefruktkärnextrakt innehåller skadliga ingredienser som bensetoniumklorid och triklosan. Om du ska använda grapefruktkärnextrakt bör du alltid läsa ingredienserna noggrant och se till att du köper från ett seriöst företag.

Medan märken kan skilja sig åt när det gäller kvalitet, visar vetenskaplig forskning att ren grapefruktkärnextrakt kan döda alla typer av smittsamma mikrober och även hjälpa till att bekämpa vanliga hälsoproblem som candida och mögel.


## FÖRDELAR MED GRAPEFRUKTKÄRNOR
En polsk studie som publicerades 2001 visade att 33-procentigt grapefruktextrakt har potent antisvampeffekt.[70]

En anmärkningsvärd fallstudie publicerad i Journal of Alternative and Complementary Medicine 2005 visade att grapefruktkärnor var mycket effektiva vid antibiotikaresistenta urinvägsinfektioner. Studien tittade på flera patienter som behandlades med grapefruktkärnor (Citrus paradisi) oralt i två veckor.

---

[70] https://www.ncbi.nlm.nih.gov/pubmed/16886437

Doseringen var fem till sex grapefruktkärnor var 8:e timme. Är du, som många är, fattig bör du kunna be hela bekantskapskretsen att ge dig kärnor.

Inom de två veckorna svarade alla patienter tillfredsställande på behandlingen utom en. Emellertid hade denna patient en UVI orsakad av bakterier som var resistenta mot tre olika antibiotika, och efter att ha tagit grapefruktkärnor uppvisade bakterierna en minskad antibiotikaresistens. Även om det är en liten studie pekar resultatet mot en antibakteriell förmåga hos både torkade och färska grapefruktkärnor som är fullt jämförbar med beprövade antibakteriella läkemedel, vilket gör det till en effektiv huskur.

Dr Josh Axe har producerat en video bara om grapefruktkärnextrakt.[71] Han har 850 000 tittare, och förefaller att älska att lära ut att "mat är medicin". Du hittar honom på draxe.com.

**Wiola Helgelin Hald**  den 24 augusti 10:31

När man tänker på hur vårdcentraler, FK och andra s.k. "vårdande" instanser, behandlar människor med förgiftningssymptom och/eller parasiter så blir man så FÖRBANNAD 😡 Allt ska psykologiseras!
Jag blev sjuk den 28 februari 2000 – jag har alltså varit sjuk i över 18 år!?
Är ff halvkass, men mår numer så pass bra att jag orkar med vardagen något sånär.
Tänk vad det svenska samhället förlorar både ekonomiskt, och mänskligt, på att styvnackat tro att vår sjukvård är den bästa, att mediciner och piller botar allt och att endast symptombehandla allting!

Den som har varit sjuk i arton år har oftast inte råd med varken internetkliniker eller annat och det bistra villkoret gäller många sjuka. Det är jag mycket medveten om.

---

[71] https://www.youtube.com/watch?time_continue=1&v=qFBEo-lmYsY

## LINDRING UTAN STORA RÄKNINGAR ELLER KOSTNADER

Bara det faktum att du har bytt bostad tillfälligt, äter ren mat, dricker vatten med salt, börjar kemikaliebanta samt studerar ämnet är en god början på din friskresa. Eftersom man ändå måste äta och dricka kan man skaffa sig boten inom sin normala matbudgetram.

Ät en svampdödande ört som vitlök, den besitter kraftfulla antisvampegenskaper och kan döda svampar, mögel och jäst. Vitlök är också den vanligaste metoden att bota svampinfektionen candida. Vitlök är en av de mest kraftfulla antisvampörter som finns tillgängliga.

Fördelen med den är att de goda bakterierna inte tar stryk utan får stöd. Du kan ta två till fyra gram färsk vitlök per dag, dela en klyfta i två, tre bitar och skölj ner med vatten, eller välja vitlökstabletter (600 mg-900 mg dagligen), eller göra en vitlöksinfusion med 4 gram färsk vitlök i 150 ml vatten. Börja alltid med lite, och öka vartefter och få i dig det flera gånger om dagen.

De som lider av blödarsjuka eller blodplättsdysfunktion, och de som nyligen har genomgått kirurgi, avråds från att äta vitlökstillskott eftersom det har blodförtunnande egenskaper.

Vitlök är bland de mest potenta antisvampmedel som finns. Enligt NIH.gov[72] är vitlök lika effektiv vid behandling av öroninfektioner som orsakas av aspergillussvampen som receptbelagda antisvampmediciner. Du kan dessutom med fördel odla vitlök till och med i en låda på en balkong eller i krukor i köksfönstret.

Några andra kraftfulla antisvampörter som kan vara effektiva för att minimera effekterna av mögelexponering är kryddnejlika, timjan och Pau d'Arco.

---

[72] https://www.ncbi.nlm.nih.gov/pmc/articles/PMC2629014/

NIH.gov drivs av U.S. Department of Health & Human Services som uppmanar folk att använda vitlök, och i Sverige har vi Socialstyrelsens legitimerade läkare som sitter i TV4 och fnyser föraktfullt åt "huskurer". Ju mer förakt de sprutar ur sig desto större och djupare kommer förtroendekrisen att bli. Människan har ätit vitlök mot sjukdomar i tusentals år.

Jag är dotterdotter till en av Sveriges första kvinnliga apotekare och hon använde kinesiska "huskurer" fram till sin död i början av 50-talet. Skolmedicinen, vanan att främst skriva ut piller mot symtom, startar på 70-talet och har sedan dess exploderat. Jag har vänner nära mig som inte är något annat än medicinförgiftade in absurdum sedan 30 år tillbaka och det blir bara värre och värre.

Jag har därför haft "förmånen" att se hur sjukhusen arbetar; de skriver ut mediciner för att trycka ner t.ex. högt blodtryck men de frågar sig aldrig varför individen har högt blodtryck. Den förskrivna medicinen ger sedan biverkningar som i sin tur kräver nya mediciner. Till slut bär folk hem kassvis med mediciner. Men ingen verkar ens vilja bota grundorsakerna och den här typen av patienter kan ha 20-25-30 olika mediciner per dygn.

## VI ÄR SÅ I HÄNDERNA PÅ PILLREN FÖR ATT VI HAR TAPPAT GAMMAL KUNSKAP

Andra utmärkta växtbaserade alternativ för behandling av svampinfektioner inkluderar Pau d'Arco som te, timjan samt oregano, också som te. Kryddnejlika, som man krossar och sköljer ner med vatten som man har Himalayasalt och färskpressad citron i brukar vi använda mot diarré vilket man ofta har då man är förgiftad eftersom allt är upp och ner.

Timjan och oregano kan du köpa i en plantskola och odla den själv. Sjuka ska alltid börja med låg dos och öka försiktigt efterhand oavsett vad det är du äter eller dricker som är nytt.

Kryddnejlikan har också fördelen att den avlivar eventuella parasitägg. Svartpeppar är en välkänd mögeldödare, du kan börja med ett korn och öka på till 10-15. Man ska inte tugga dem, svälj bara ner dem med vatten.

Det finns många företag i t.ex. Indien som säljer varor vi använder, ett exempel är shimply.com[73] och en annan är indiaherbs.com. Det som kan kosta 200 kr i Sverige hittar du från 15 kr. Med hjälp av vitlök, timjan och oregano kommer du långt och utan enorma hål i plånboken.

## IMMUNSTIMULERANDE ÖRTER
De används för att stärka och skydda immunförsvaret.
Echinacea är en av de mest populära örterna för detta ändamål. Den används för att påskynda läkning från virusinfektioner som förkylning och influensa och har använts i århundraden som ett botemedel mot tillstånd som sträcker sig från menopausala symtom till syfilis.

Enligt Umm.edu innehåller Echinacea antimikrobiella föreningar som kan öka immunfunktionen genom att bekämpa inflammation och infektion. Andra populära immunstimulanter inkluderar vitlök, olja av oregano och cordyceps. Det är en sällsynt och exotisk svamp som dricks traditionellt sett som te eller används som ingrediens i olika rätter. Idag tar de flesta västerländska användare cordyceps i kapselform eller som en tinktur.

## AVGIFTANDE ÖRTER
Avgiftande örter används för sin förmåga att eliminera skadliga ämnen från blodomloppet och organen. De arbetar genom att öka flödet av kroppsliga sekret som svett, urin och tårar - kroppens huvudvägar för avgiftning.

---

[73] https://www.shimply.com/health-and-nutrition/herbal

Maskrosrot är en särskilt effektiv avgiftare. Den stimulerar inte bara produktionen av galla i levern utan ökar också urinproduktionen på grund av dess milda egenskaper, vilket hjälper till att rena kroppen från skadliga toxiner. Mariatistel, spirulina och psylliumfrö kan också vara användbara vid avgiftning efter mögelexponering.

Maskrosrötter kan vi dessutom skaffa oss hur många som helst, rengöra dem, torka och mala dem. Häll kokande vatten över 1-2 teskedar pulveriserad maskrosrot per kopp. Låt dra i 4-5 minuter.

## ÖRTER FÖR HJÄRNFUNKTION

Eftersom exponering för vissa typer av mögel kan orsaka hjärnallergi eller nervsystemskador, är örter som skyddar hjärnfunktionen en viktig del av återhämtningen.

Gingko biloba är ett kosttillskott som används för att förbättra minne och kognition. Den fungerar genom att förbättra cirkulationen, vilket resulterar i ökat syreflöde till hjärnan. Omega 3-fettsyror är nödvändiga för god hjärnfunktion. Enligt NaturalNews.com kan omega 3 hjälpa till att behandla humörsvängningar och depression, vilket leder till en övergripande förbättring av hjärnfunktionen. Växtbaserade källor som ger omega 3 är t.ex. alger, hampafrö och linfrö.

## ADAPTOGENER

De normaliserar kroppsfunktioner för att skapa balans. De flesta har immunskyddande egenskaper och används för sin förmåga att återställa organ som binjurar och njurar till sitt ursprungliga, friska tillstånd. Sibirisk ginseng är en av de mest använda adaptogenerna. När det tas över långa perioder kan det hjälpa kroppen att klara stress orsakade av giftexponering från t.ex. mögel och andra patogener, enligt Umm.edu. Örter med liknande effekter inkluderar rosenrot, astragalus och maca.

## LÅT KRUKVÄXTERNA LÖSA STORA DELAR AV GIFTPROBLEMET

Börja med att ta in dem i ditt sovrum, se till att andas frisk luft hela natten.

Fredskalla (Spathiphyllum Wallisii) är överlägsen som luftrenare. Den tar upp gifterna aceton, alkohol, ammoniak, bensen, formaldehyd, trikloretylen, xylen, toluen.
Ampellilja (Chlorophytum comosum) binder giftet formaldehyd.
Svärmorstunga (Sansevieria trifasciata) renar luften från bensen, formaldehyd och trikloretylen.
Paradisträd (Crassula ovata) tar upp koldioxid ur luften och ger oss gott om syre nattetid.
Guldpalm (Chrysalidocarpus lutescens) den tar både upp xylen och toluen och är en mycket bra luftfuktare.
Aralia (Fatsia japonica) bra på att ta upp formaldehyd ur luften.
Gullranka (Epipremnum pinnatum) tar upp bensen och formaldehyd.

Och här är några av källorna:

Aceton hittar vi i nagellacksborttagningsmedel och i kosmetika.
Alkohol finns i fibermaterial, spånskivor, golvmaterial, heltäckningsmattor, kopiatorer, klister, målarfärg och tapeter.
Ammoniak används i rengöringsmedel, skrivare och fotolabb.

Bensen är ett lösningsmedel, rengöringsmedel. Avgaser och industriutsläpp, plaster, tapeter, takskivor, färger och gummi avsöndrar det också.

Formaldehyd finns i plaster, möbler, tapeter, textilier, pappersprodukter, färger, spånplattor och cigarettrök.

Trikloretylen finns i rengöringsmedel, lim och lack.

Xylen och toluen kan avges i luften från datorer, skrivare, lim, färger, spånskivor, fotokopieringsmaskiner, fernissa, golvmaterial, klister, takskivor, tapeter, lösningsmedel och flamskyddsmedel

Allt det där andas vi in medan vi sover, och genom att införa växter, speciellt i sovrummet, löser vi stora delar av problemet.

Forskaren Kamal Meattle[74] som själv var sjuk visar hur man med hjälp av vanliga inomhusväxter skapar mätbart renare luft och han vill att vi prioriterar svärmorstungan i sovrummet. Internet är fullt med inspirerande videos om växter som renar[75] och vi är många i Utmattningsskolan som numera sover djupare, längre och bättre sedan vi slapp sova i giftig luft.

Det är absolut nödvändigt att lösa sömnstörningar om du ska gå i land med att lösa hela problemet. Kurs 2 i Utmattningsskolan.se viks helt åt sömnen, inomhusmiljön och hjärnan. Du har säkert hört uttrycket "du blir vad du äter". Äter du gift blir du förgiftad.

Det är logiskt men min livserfarenhet säger mig att vi tar in allt via våra sinnen. Om du tittar på något fult blir du illa till mods. Om du lyssnar på något skränigt blir du lika illa till mods. Om du fryser eller är för kall blir du illa till mods. Om du andas in gift... Du påverkas enormt av dofter. Umgås du med elaka människor blir du knäckt, och umgås du med kärleksfulla blir du lättare i ditt eget sinne. Sover du på

---

[74] https://www.ted.com/talks/kamal_meattle_on_how_to_grow_your_own_fresh_air

[75] https://www.youtube.com/watch?v=Wz6G6s3KbZ4&t=15s

kemikalieindränkta lakan blir du sämre än om du sover på naturmaterial. Du blir inte bara vad du äter. Du blir *allt* det du har runt samtliga dina sinnen också därför att allt är energi. Se över ditt sovrum först.

Människor, speciellt i början då jag startade Utmattningsskolan, skrev långa texter om hemska läkare de hade stött på; arroganta, spydig och nonchalanta, och de fick alltid svaret: Byt läkare! Kasta ut dem tillsammans med dammsamlare från sovrummet och för in friska växter som dessutom gör nytta. Släng ut syntetfibrerna ur sängen och skaffa dig riktigt linne på någon auktion, eller köp bambu eller siden och har du inte råd önska dig sådant i födelsedagspresent.

Om inte:

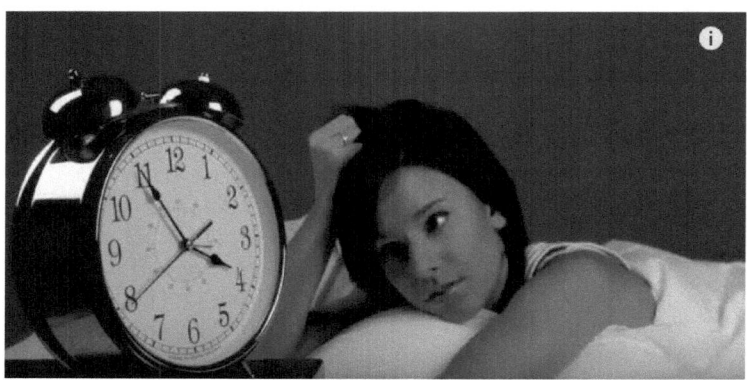

## GÖR OM OCH GÖR RÄTT, SVERIGE.

Exponering för vattenskadade inomhusmiljöer är förknippad med exponering för mögel. De vanligaste typerna av mögel som finns inomhus inkluderar cladosporium, penicillium, alternaria och aspergillus. Stachybotrys chartarum (ibland kallad "giftigt svartmögel") vilket är en grönsvart form som växer på hushållsytor som har högt cellulosainnehåll; trä, fiberboard, gipsskivor och papper. Damm och ludd är vanligtvis en indikator för att det har förekommit förhöjd fukt eller tidigare vattenskador.

Vissa former utsöndrar mykotoxiner, som kan mätas i urinen, såsom okratoxin, aflatoxin och trikotecener. Men i Sverige har vi inte rätt typ av urinprover eftersom man bara kan få lite astma av mögel. Gör om och gör rätt, Sverige.

## LIVSMEDELSVERKET SKRIVER:

"Vissa mögelsvampar kan bilda mögelgifter som kan orsaka negativa hälsoeffekter hos människa och djur.

Mögelsvamparnas livsmiljö avgör i hög utsträckning om det bildas mögelgifter. Faktorer som påverkar är bland andra temperatur, fukt, surhetsgrad och tillgång på syre. Viktiga myko-toxiner är aflatoxiner, fumonisiner, okratoxin A, patulin och trikotecener."[76]

De känner således till att mögel kan orsaka "hälsoeffekter hos människa" men går du till en vårdcentral och rabblar upp samt-liga mögelsymtom får du psykofarmaka, uppmanas ofta att motionera, och Försäkringskassan hetsar dig, på uppdrag av re-geringen, och kräver att du snart måste bli frisk.

Vi har haft medlemmar i Utmattningsskolan som har blivit re-gelrätt utskällda på vårdcentralen för att de inte blir friska. Min spontana tanke då jag hörde det första gången var att vårdgiva-ren måtte vara mögelskadad eftersom empatin försvinner mer och mer om man är det.

Exponering för mögel och mögelkomponenter är utomlands välkända för att utlösa inflammationer, oxidativ stress, allergier, astma och immundysfunktion i både studier på människor och djur. Immundysfunktion innebär att du åker på infektioner i ett därför att immunförsvaret är nedsatt. Det beror på att mö-geltoxiner inaktiverar de vita blodkropparna dvs. dina soldater som ska ta hand om farligheter som kommer in i kroppen fun-gerar inte. Du står utan eller med ett svårt sargat försvar.

Mögelsporer, svampfragment och mykotoxiner kan mätas i in-nemiljöer i konstaterat mögliga byggnader och hos människor som utsatts för dessa miljöer. För det mesta utsätts vi för mögel genom hudkontakt, förtäring och vid inandning. Vanligast är rapporter om exponering i vattenskadade hem, skolor, kontors-byggnader, domstolshus, sjukhus och hotell.

---

[76] https://www.livsmedelsverket.se/livsmedel-och-innehall/oonskade-amnen/mogelgifter

FOLKHÄLSOMYNDIGHETEN SKRIVER:

"Människor tillbringar huvuddelen av sina liv inomhus. Därför har inomhusmiljön stor betydelse för människors hälsa. Tusentals personer har luftvägsbesvär (astmasymtom) till följd av fukt- och mögelskador i sina hem. Fukt eller fuktskador är emellertid inte den direkta orsaken till byggnadsrelaterad ohälsa. Det verkar istället vara så att fukt orsakar angrepp av mögel eller ger upphov till kemiska emissioner från fuktpåverkade material, eller leder till tillväxt av bland annat kvalster. Dessa faktorer ger i sin tur upphov till hälsoeffekter. Barn/ungdomar är en riskgrupp bland annat för dammkvalsterallergi och därmed sammanhängande astmasymtom.

Samband verkar också finnas mellan vistelse i fukt- och mögelskadade hus och olika luftvägssymtom, men också symtom som till exempel huvudvärk och trötthet. Med den omfattning de inomhusmiljörelaterade hälsoproblemen fortfarande har blir det kommer inte målet, att byggnader och deras egenskaper år 2020 inte ska påverka hälsan negativt, att nås."[77]

En fjärdedel till en femtedel av alla svenskar har idag allergisk rinit och sjukdomen ökar i västvärlden. Vi minns WHO som var bekymrade över tillståndet i Europa.

## HUR VET JAG OM JAG HAR BLIVIT UTSATT FÖR MÖGEL?

Jag ställde den frågan till en läkare på norra Cypern som svarade mig genom att ge mig en symtomlista:

Aggressivitet
Andnöd, sinusbelastning eller kronisk hosta
Aptitsvängningar
Buksmärtor, diarré, uppblåsthet

---

[77] http://www.miljomal.se/Miljomalen/Alla-indikatorer/Indikatorsida/?iid=34&pl=1

Dåligt minne, svårt att hitta
Humörsvängningar
Huvudvärk
Infektionskänslighet
Kroppstemperaturreglering
Ljuskänslighet
Metallisk smak i munnen
Morgonstyvhet, ledsmärta
Röda ögon, suddig syn
Svaghetskänsla
Svettningar
Trötthet och svaghet
Ökad urinfrekvens eller ökad törst


FÖRUTOM LISTAN ÖVER SYMTOM FICK JAG EN
CHECKLISTA:
Upplever du dig som ovanlig andfådd?
Upplever du återkommande bihåleinfektioner?
Upplever du återkommande luftvägsinfektioner och hosta?
Har du ofta huvudvärk?
Har du frekventa influensaliknande symtom?
Rinner det ur någon näsborre eller ur ögonen?
Har du humörsvängningar?
Är du trött och får du lätt hudutslag?
Klagar familjen på ditt beteende?
Har du arbetat eller bott i en byggnad där ventiler eller takplattorna var missfärgade?
Har du märkt vattenskador eller missfärgning någon annanstans?
Har ditt hem översvämmats?
Har du haft takläckage?
Försvåras dina symtom under regniga dagar?

Du tar fram "Min symtomlista" och så fyller du på med det du
känner igen

## HUR BEHANDLAR JAG MÖGEL-/MYKOTOXIN-EXPONERING?

Vi har redan gått igenom en hel del örter som du kan använda även som fattig. Ta bort dig själv från den förorenade miljön först. Tänk inte ens på att gå vidare till andra behandlingar tills du kommer ut ur den förorenade miljön.

Undvik exponering av porösa föremål som t.ex. min bok om du har den häftade varianten, papper, kläder, osv. från den mögliga miljön, vilket innebär att du får slänga mycket. Vi lärde oss det av Marias berättelse att hon omedvetet har flyttat till nya boenden och tagit med sig sporer.

Det går inte att utläsa av Marias berättelse om alla henens nya boenden var mögliga från dag ett eller om det är hennes medförda sporer som skaffat sig svängrum i nya boenden men det är fullt möjligt. Det gladde mig därför att hennes försäkringsbolag hade sagt; släng allt. Då får man hoppas att de också ersätter allt som måste slängas.

Eftersom det inte finns ett vitt piller från läkemedelsbolagen att sätta in så "finns" inte mögelsjukdomar, och talar någon ändå om dem lär man kalla dem för "obotliga". Vi lärde oss det av bland annat Petrea Karlssons berättelse då hon fick veta att det som återstod i hennes liv var en plats på långvården och sängläge dygnet runt.

Så var det inte i verkligheten, och Petrea är numera grundavgiftad, även hennes fantastiske man har gått Utmattningsskolans partnerkurs och förstod genast allvaret men också att bot fanns i sikte.

## HJÄLP LYMFAN GRATIS

En sak du kan göra gratis är att sätta fart på lymfsystemet genom att torrborsta dig, du för en borste mot hjärtat och börjar med fötterna och går uppåt. Kostnaden är en naturborste med skaft. Du ska också dricka varmt vatten t.ex. ett halvt glas i kvarten hela dagen. Sätt en äggklocka som ringer efter en kvart för annars lär du inte minnas om du är sjuk. Genom att spola igenom systemet t.ex. var tredje dag ger du lymfsystemet en uppskattad hjälp.

Vi har lymfknutar i precis hela kroppen och det produceras 2-4 liter lymfa per dygn. Lymfsystemet är höggradigt inblandat i kroppens infektionsbekämpning och körtlarna producerar vita blodkoppar. Det är också ett transportsystem för näring som ska ut i kroppens celler.

Medan du äter vitlök, gör te på timjan och oregano, dricker varmt vatten, torrborstar dig varje dag samt har flyttat ut ur din mögelmisstänkta miljö ska jag fortsätta min utredning av vad läkare utomlands anser om mögeltoxiner och hur man ska hantera dem vidare.

## EN FELAKTIG FÖRESTÄLLNING I SVERIGE BLIR DITT ENA PROBLEM

Det finns ett slags uppfattning som går ut på att "riktiga läkare" och "riktiga psykologer" anser tvärtemot vad t.ex. jag förespråkar. Vi ska strax möta en "riktig läkare" dvs. en skolmedicinare och utbildare men först ska vi titta in i en skrift för "riktiga" psykologer och psykiatriker.

De har publicerat en artikel kallad "Mold Toxicity: A Common Cause of Psychiatric Symptoms"[78] dvs. "Mögelgift en vanlig orsak till psykiatriska symtom."

Det är alltså inte sant att det förekommer någon form av krig mellan skolmedicinarna och naturläkarna överlag avseende mögel. Det är däremot rätt att det finns få eller inga "riktiga" läkare, psykiatriker eller psykologer *i Sverige* som påpekar att så är

---

[78] https://www.psychologytoday.com/blog/holistic-psychiatry/201708/mold-toxicity-common-cause-psychiatric-symptoms

inte fallet. Lyssnar man på bokens skolmedicinare och naturläkare säger de i princip samma sak.

## DR RITCHIE SHOEMAKER ÄR FÖRMODLIGEN VÄRLDENS FRÄMSTE MÖGELEXPERT

Dr Ritchie Shoemaker är MD (medical doctor) alltså en "riktig" doktor, han är erkänt framstående inom patientvård och forskning samt en utbildningspionjär inom området biotoxinrelaterade sjukdomar. Det är lätt att vifta bort hela min bok genom att säga att jag bara använder funktionsmedicinare men det gör jag alltså inte. Dr. Ritchie Shoemaker är en så "riktig" skolmedicinare som man nu kan bli.

Han är dessutom specialist inom detta område, och lyssnar man i 45 minuter på den video jag presenterar först hör man att många av funktionsmedicinarna och han säger samma saker.

Vem som har lärt vem kan jag inte utreda. Du hittar material via Surviving Molds videos[79] liksom webplatsen "Surviving Mold"[80] och vi förstår att dr. Shoemaker har vigt sitt liv åt detta ämne. Läkare kan gå en Shoemakerutbildning och bli certifierade, och vi ska inte glömma bort att mögelförgiftningar inte ingår nämnvärt i deras utbildning i väst.

Han är också författare till boken "Surviving Mold"[81] - "Överlev mögel" - och den presenteras på ett sätt som vi känner igen: "I årtionden har den medicinska världen antingen ignorerat eller varit blinda för det hot som giftigt mögel utgör mot människors hälsa. Ofta feldiagnostiseras det som ibland kallas 'sjukahussyndromet' som något av en mängd kroniska och obotliga tillstånd, såsom kroniskt trötthetssyndrom, fibromyalgi, depression, inlärningssvårigheter eller endometrios..."

---

[79] https://www.youtube.com/channel/UCqgOgKi6dhMFleQEd8a9ElA
[80] http://www.survivingmold.com
[81] http://www.survivingmold.com/store1/books/surviving-mold-2010-new

Dr Ritchie Shoemaker skriver som regel 1 A: "Medan du använder bindemedel måste du bibehålla normal tarmfunktion och undvika förstoppning. Du kan lägga till magnesiumcitrat, buffra upp med C-vitamin eller till och med använda försiktiga laxermedel, om det behövs, men förstoppning är avgiftningens fiende!"

Det är logiskt, eftersom eländet ska ut via avföringen, varför du får skapa dig en handlingsplan, och man brukar säga:
- Drick mycket vatten och grönt te när du avgiftar.

Eftersom dr. Shoemaker är medicinare, utbildare, författare, forskare och specialist på mögel ska vi ägna avsevärd tid åt att lyssna på vad han säger.

I Utmattningsskolan har vi medlemmar vars läkare helt har förnekat att man kan bli det minsta sjuk av mögel förutom möjligen lite astma, och dessa skolmedicinare har alltså fel. Varför? Mögelförgiftning ingår inte i deras utbildning, det saknas ett piller från läkemedelsbolagen som de kan skriva ut, och då står de sig slätt. Dr. Shoemaker är skolmedicinare, och utbildar andra läkare i ämnet, för det krävs ett eget intresse.

Dessa hans texter visar dock att det är som jag har bedömt det; vi *måste* lämna Sverige för att kunna bli friska, vi *måste* låna in läkare från utlandet eller till och med söka upp dem. Vi lär inte få någon hjälp alls av människor som anser att mögel ger "lite astma" och att alla dina andra symtom enbart visar att du är psykiskt sjuk eller svag.

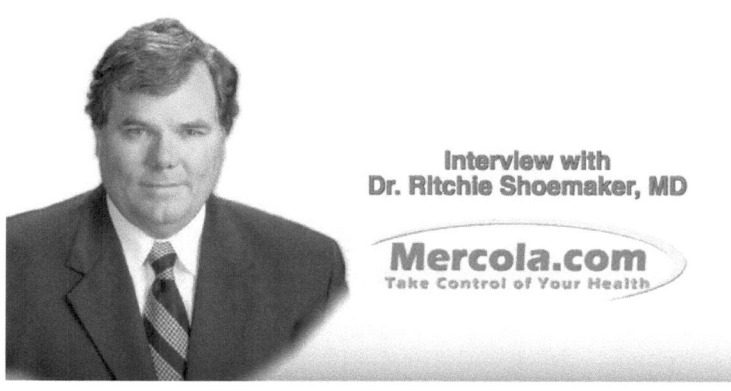

## DOKTORN OM SYMTOMEN:

Dr Shoemaker beskriver[82] hur den sjuke vaknar trött, redan innan dagen har startat är man slut, och gör man något kraschar man. Var är mamma? Hon ligger på soffan.

Jag hör ofta att sjuka får dåligt samvete. Skuld, skam och dåligt samvete kommer ursprungligen från religioner och inte minst den Lutherska. Men dåligt samvete är själens sätt att säga nej. Ångest är leverns språk och visar att den har för mycket och skriker på hjälp på samma sätt som panikattacker är leverns språk, enligt alla indiska ayurvedaläkare.

Dåligt samvete är alltså själens språk. Får du dåligt samvete för att du ligger på soffan betyder det att du ska ligga kvar på soffan och istället köra ut Luther. Får du dåligt samvete för att du inte orkar gå på ett föräldramöte betyder det att du inte ska göra det. Din själ vill inte att du går. Kör ut Luther! Vi är sjuka, vi är mycket sjuka, och vi är en grupp sjuka som dessutom inte får någon som helst hjälp.

---

[82] https://www.youtube.com/watch?v=j_aAzPFf7PY

Doktor Shoemaker menar att det som måste åtgärdas först är att slå ner inflammationen, och det gör vi med UMS-metoden som redovisas i boken "Utmattad - Fri från hjärndimma!".

Vi har alltså tre steg som bör tas:
1. Få bort allt mögel så att du inte får i dig mer.
2. Slå ner inflammationer samt fixa sömnen.
3. Avgifta.

Det är också så vi jobbar i Utmattningsskolan.se från dag ett.


## DOKTORN OM DIAGNOSEN

Dr Shoemaker konstaterar i videon[83] att mögelskadade ser på ytan ofta friska ut men är det inte. De vaknar trötta, har muskelkramper, huvudvärk, hosta, andnöd efter ett par steg, de har diarré, koncentrations- och minnesproblem och allt det vi nu har sett via diverse symtomlistor.

Han berättar att människor kan få frågan om de själva eller maken dricker för mycket alkohol, och de får frågor om sina jobb. Dr. Shoemaker är uppgiven, och säger i videon att allt finns publicerat i form av forskningsrapporter, det är bara att läsa.

Han rabblar upp alla mediciner man öser i den här gruppen eftersom man nu vill ha det till att vara en psykisk sjukdom dvs. stressrelaterad psykisk ohälsa.

Han nämner också att mödrar kan få problem med socialtjänsten samt att han anser att 50 % av alla bostäder i USA är mögliga. Han berättar också om en kvinna som har varit sjuk i 21 år och som medicinerats med antibiotika, vilket inte biter på mögel något man borde förstå om man har prövat i 21 år utan resultat.

---

[83] https://www.youtube.com/watch?v=sA1VVwYNodI

## DOKTORN OM INFLAMMATIONER

Dr Shoemaker säger i videon[84] att dag ett under läkarutbildningen får man lära sig om inflammationer som cirkulerar via blodet. Enda stället som inte påverkas är de delar av kroppen som inte har kontakt med blodet t.ex. hår och naglar.

Vårt system är skräddarsytt att via de vita blodkropparna försvara sig mot attacker utifrån likt vilken militär som helst; larmet går och alla soldater rusar till och oskadliggör inkräktaren. Det systemet dvs. vårt immunförsvar slås ut av mögeltoxiner.

Vi minns Marias berättelse om ständiga infektioner, de leder till att man hamnar på olika kliniker och behandlas med antibiotika som inte biter. Ena veckan är det urologen, därför att du har en urinvägsinfektion, nästa vecka är det medicinkliniken därför att njurarna är inflammerade och därefter ska du till hudkliniken därför att klådan är vansinnig. Klåda är leverns språk, och står för att den är överbelastad. Doktorn har också producerat en video om när inflammationer blir kroniska[85].

## KAN DU FÅ DIN EGEN LÄKARE INTRESSERAD?

Vi har gott om UMS:are vars läkare med stort, stort intresse satt sig in i vad som hänt deras patienter som plötsligt har piggat på sig, men vi har också haft, om än enstaka, medlemmar som har hotats med uppsagd sjukskrivning då de kommer och yrar om t.ex., mögel vilket gjort deras läkare enormt provocerade.

Bäst är givetvis om du kan få din egen läkare intresserad. Om inte kan du alltid skicka boken anonymt och som en present till din vårdcentral.

I det fall där du har en intresserad läkare finns dr. Shoemaker och hans utbildning. Som jag har nämnt tidigare saknar vi

---

[84] https://www.youtube.com/watch?v=O-cxxqHuiJE
[85] https://www.youtube.com/watch?v=Nlsecg_kNtY

labbtesterna som behövs, men du kan sätta dig in i problematiken genom att lyssna på dr. Shoemakers tre videos om saken eller be din läkare lyssna samt läsa in USA:s labbmöjligheter[86].

RealTime Laboratories, är ett helägt dotterbolag till AdvaTect Diagnostics. Det är ett CAP-certifierat (Certified Authorization Professional) kliniskt laboratorium och ett CLIA-ackrediterat (Clinical Laboratory Improvement Amendments) och certifierat laboratorium, specialiserat på tester av miljö- och kliniska prover för mögel och toxiska mykotoxiner som produceras av mögel. Man kan beställa ett test för dyra pengar[87].

Om du har en intresserad läkare kan du be doktorn lyssna på dr. Shoemakers tre videos om labbtester:

https://www.youtube.com/watch?v=HDuUCGZXi2I
https://www.youtube.com/watch?v=5TQ92uEHxVI
https://www.youtube.com/watch?v=oFOfMe1bcVU

Shoemaker vill att vi ska använda bentonitlera[88] och aktivt kol[89], två kapslar per dag två gånger om dagen är det normala vid avgiftning. Doktorn förespråkar kolestyramin, som du kan få av din läkare. Shoemakerprotokollet[90] har visat att intag av kolestyraminpulver är en effektiv metod för att minska den totala mängden giftigt mögel och andra toxiner i kroppen. Kokoskol eller GI Detox[91] kan användas för att binda toxiner i mag-/tarmkanalen och Glutathione-Force[92] för att stödja immunförsvaret.

---

[86] https://www.realtimelab.com/environmental-inspectors/mycotoxin-testing/
[87] https://www.realtimelab.com/product/the-realtime-lab-mycotoxin-test-fast-simple-accurate-comprehensive/
[88] http://glutenochmjolkfri.se/produkt/bentonit-lera/
[89] https://www.youtube.com/watch?v=4dP67EyAzOc
[90] http://www.survivingmold.com/shoemaker-protocol/certified-physicians-shoemaker-protocol
[91] https://biocidin.com/g-i-detox/
[92] https://www.bulletproof.com/glutathione-force-60-count

"Dr Mercola Interviews dr. Shoemaker About Molds" är en video där Shoemaker blir intervjuad av en annan läkare, dr. Mercola[93], som kanske kan intressera din egen läkare?

## DET FINNS MYCKET KUNSKAP DÄR UTE

Samtidigt som våra svenska experter medger att man kan få lite astma av mögeltoxiner bygger resten av världen kunskapsbanker, och en sådan som jag vill presentera är moldsafesolutions.com – mögelsäkra lösningar, på svenska.

Hos oss är även autism "psykiskt" och mängder med föräldrar tror att deras barns problem är medfödda och omöjliga att göra något åt. Moldsafesolution skriver: "Jag skulle vilja dela med mig av en intressant undersökning från 2009 av Autism Research Institute där över 27 000 föräldrar rapporterat att antimögelmedel, kostomläggning och kosttillskott är det som ger störst förbättringar hos deras autistiska barn. Jag tror att det viktigaste resultatet från denna studie är att de receptbelagda antimögelmedicinerna överträffade alla andra receptbelagda läkemedel."

Jag vet inte hur en svensk skulle kunna få tag på receptbelagda läkemedel mot mögel när symtomen anses vara psykiska och man ger psykofarmaka för att folk är sjuka i huvudet och inbillar sig. Tanken att mögeltoxiner ligger bakom autism är inte mig främmande alls, därför att hjärnan påverkas enormt, men det är inget jag kommer att gräva i.

## FÖRBÄTTRAT AVGIFTNINGSSTÖD VIA KOSTTILLSKOTT

Några vanliga kosttillskott som används för att hjälpa avgiftningen är liposomal glutation, mariatistel, nacetylcystein, alfa lipoid-syra, glycin och glutamin.

---

[93] https://www.youtube.com/watch?v=No1wA8Akx5Q

Utmattningsskolan går normalt sett matvägen dvs. behöver vi B-vitaminer äter vi B-vitaminrik mat och vi har som princip att en brist ska vara utredd först. Det anses att många så kallade kosttillskott tillverkas i Kina och att de inte alltid innehåller vad som sägs. Man ska läsa innehållsförteckningar noga samt googla ordentligt innan man öppnar munnen, som jag ser det. När jag var nere på sjukhuset i Indien senast och hälsade på dem UMS samarbetar med sa chefsläkaren att de får in människor från väst som är förgiftade av kosttillskott.

Kosttillskott är en miljardindustri, många av oss har läckande tarm och har man det tar inte kroppen upp varken näring från mat eller kosttillskott. Den måste läkas först, och gör man det tar kroppen upp näringen och stora delar av problemet är löst. Vi ska trots min uppsatta varnande hand gå igenom de kosttillskott man brukar använda under en mögelavgiftning.

## LIPOSOMAL GLUTATION

Glutation är ett ämne som finns i nästan varje levande cell i våra kroppar. De högsta koncentrationerna finns i levern, bukspottkörteln, mjälten, njurarna och i ögonen. Kroppen använder glutation för avgiftning av celler och som stöd i produktionen av vita blodkroppar. Det är därför en viktig komponent för immunförsvaret. Glutationsnivåerna i kroppen avtar med ålder. Det är ett tillskott vi kan behöva ha i verktygslådan för att klara av förgiftningen.

## SILYMARIN, MARIATISTEL

Det är ett intressant tillskott med en hel del vetenskapliga utvärderingar bakom sig.[94] Mariatistel är en vanlig växt i den svenska sommarfaunan och har använts medicinskt även historiskt. I en beredning av mariatistel ingår flera aktiva så kallade flavonoider och polyfenoler – samlingsnamnet är "Silymarin".

Silymarin används, även inom sjukvården, som en leverskyddande substans i behandling av alkoholister. Den antiinflammatoriska och tumörbekämpande funktionen har kunnat påvisas i studier, tillsammans med en direkt skyddande effekt på hjärnan och förbättringar för Parkinsonpatienter. Vi har sett att forskare har börjat nosa på möjligheten att även Parkinson egentligen är en förgiftningssjukdom, och då ska man inte bli förvånad om även de hjälps av en avgiftning.

## N-ACETYLCYSTEIN (NAC)

Är en slemlösande agent som används för att stärka leverns funktion samt för att avgifta och stärka immunförsvaret.

---

[94] https://scholar.google.se/scholar?hl=sv&as_sdt=0,5&q=silymarin&scisbd=1

## OMEGA 3-FETTSYRAN ALA (ALPHA LIPOIC ACID)

ALA ökar din insulinkänslighet vilket är bra eftersom upptaget av kreatin[95] ökar i musklerna ju högre insulinkänslighet man har. Kroppen bildar Dihydroliponsyra av ALA. Detta ämne bekämpar fria radikaler genom att binda dem och sedan transportera dem ut ur kroppen, samt hjälper till att bygga fettfri muskelmassa.

## AMINOSYROR

L-glycin är en aminosyra som hjälper till med glykogeninlagring, motverkar stresshormoner (kortisol) och är avslappnande.

Glutamin är en av de 20 aminosyror som normalt finns i protein i livsmedel. Glutamin är det huvudsakliga energisubstratet för immunförsvarsceller (leukocyter). Glutamin förhindrar läckande tarm genom att reglera proteiner i så kallade tight junctions (täta fogar, även kallat zonula occludens). Om dessa celler töms på glutamin ökar tarmgenomsläppligheten snabbt.

Författaren[96] och läkaren Nicholas Perricone säger: "Glutamin användas närhelst det finns några magbesvär."

Under vissa omständigheter där kroppen utsatts för mer stress än vad som anses normalt sker en ogynnsam nedbrytning, exempelvis vid diet, dålig kosthållning eller sjukdom.

En bra hemsida om du vill utreda preparat är examine.com och hos oss kurera.se.

---

[95] http://www.kosttillskottdirekt.se/kreatin/
[96] https://www.bokus.com/cgi-bin/product_search.cgi?search_word=Nicholas+Perricone&utm_source=bing&utm_medium=cpc&utm_campaign=Författare_N&utm_term=Nicholas%20Perricone&utm_content=Nicholas%20Perricone

## MAN MÅSTE FÖRSTÅ ATT NATURLÄKEMEDEL KAN TA TID INNAN DE VERKAR

Internationella studer visar klara samband[97] mellan Chronic Fatigue Syndrome och mögel och det finns många[98] fler[99] i USA. Sjukdomen byggs upp långsamt och slutar med förlamning och sängläge dygnet runt. Det är därför bra om man förstår att det tar tid att läka, och naturmedlen som används tar också tid. Det finns ingen quick fix alls.

Till skillnad från kemiska botemedel arbetar naturläkemedel på ett naturligt, ekologiskt och skonsamt sätt. Förvänta dig inte mirakulösa resultat inom en vecka. Kom också ihåg att du måste använda dem dag efter dag för att se några resultat – du kan inte använda dem sporadiskt.

Det tar minst två månader att få en mögelinfektion att försvinna men du kan fortsätta att använda naturläkemedel efter denna tidpunkt eftersom samma medel kommer att fortsätta att stärka immunkapaciteten och din huds motståndskraft. Om du är orolig för växtbaserade medel kontaktar du en funktionsläkare för att diskutera frågan. De finns att få tag på online, som jag skriver om på andra ställen i boken, några få i Sverige men många i USA.

## MÅNGA KÄNNER SIG DÖENDE – MÖGEL DÖDAR PÅ CELLNIVÅ

Vi har i och för sig bara femton månaders erfarenhet, och vi är bara 3000 individer, men det ger en del insyn i problemets helheter. Som du har sett har många medlemmar tio, femton eller tjugo års erfarenhet av att vara sjuka och bli felbehandlade i Sverige.

---

[97] www.mold-survivor.com/chronicfatigue.html

[98] https://www.ncbi.nlm.nih.gov/pmc/articles/PMC3705282/

[99] www.mold-answers.com/chronic-fatigue.html

En UMS-medlem är mycket bättre och har som ett mirakel orkat flytta ifrån sitt boende utan att stupa, och även vi friska vet hur arbetsamt det är att flytta. En annan medlem berättade att han före mögelavgiftningen hade helt döda spermier och efter fungerade de som vanligt igen varför ofrivilligt barnlösa bör utreda förgiftningar av olika slag och inte minst mögel. Det får mig också att ställa frågor;

Om nu Folkhälsoinstitutet vet om att 1,7 miljoner är mögelsjuka varför får man inte ta ett urinprov på vårdcentralen för att den vägen få fram en mögeldiagnos?

Varför kallas man för "utmattad"? Det är ingen hemlighet att 1,7 miljoner svenskar är mögelskadade. Visst, de är många och så blir det när man förnekar verkligheten ända in i kaklet. Det man inte gör idag får man ändå göra i morgon, och boten är inte speciellt dyr.

Det är inte stor idé att jag ringer upp Folkhälsoinstitutet för att fråga därför att varje eventuell tjänsteman som svarar har sitt eget svar. Det vore intressantare om Folkhälsoinstitutet svarade i egenskap av myndighet, och efter betänketid och utredning.


## INOM SJUKVÅRDEN FINNS INGEN DIAGNOSTIK FÖR MÖGELBELASTNING

Man kan enbart undersökas för mögelallergi. Man kan däremot inte undersökas om man bär på ohälsosamma nivåer av mögelgift dvs. mykotoxiner. Vid flera utländska laboratorier finns det relativt dyra mögeltester. Ett labb du kan använda finns i England; https://www.invivoclinical.co.uk

Dr Ross är specialist avseende borrelia och mögel. Han använder ett test från Real Time Labs i Texas[100] som skannar för 15

---

[100] http://www.treatlyme.net/treat-lyme-book/mold-toxin-illness-lyme-toxin/?wvideo=jbyna3npe5

olika mykotoxiner uppdelade i 4 mögelklasser: okratoxin, aflatoxin, trikotecen dvs. svartmögeltoxin och gliotoxin.

## PRATKULTUREN ÄR ETT PÅTAGLIGT HOT MOT ALLA SJUKA

Det vimlar av grupper på t.ex. Facebook där människor ältar alla sina symtom och det som är gemensamt för dem alla är att de raderar såväl mig själv som Utmattningsskolans medlemmar om vi så mycket som knystar om att det finns bot och lösningar. Det verkar som att de vill att det ska vara socialt eller arbetsrelaterat - någon annans fel.

Man kan aldrig prata bort mögel, parasiter eller förgiftningar utan man måste handla, och för att orka handla måste man slå ner hjärndimman först. Utmattningsskolans bok "Utmattad - Bli fri från hjärndimma" hjälper dig med det.

## LIVSMEDEL SOM MÅSTE UNDVIKAS

Du kan använd guiden efter tabellen för att lägga om din kost från högt intag av socker, stärkelse och mjölk till fler färska och äkta livsmedel. Ordet "livsmedel" är ett sammansatt ord, och man har använt "liv" och "medel". Mat är alltså medel för att leva.

"Tabellen listar ett urval av organismer som kan producera mykotoxiner. Fokus ligger på de specifika mykotoxiner som testas via urinprov hos RealTime Laboratories i USA. Det kan finnas ytterligare mykotoxinkällor och bindemedel än de som redovisas i tabellen. Några av de nämnda bindemedlen är från veterinärmedicinska litteraturkällor, detta eftersom mykotoxiner är ett allvarligt problem i produktionen av animala produkter som mjölk, ägg och kött."[101]

---

[101] https://www.jillcarnahan.com/2015/02/08/toxic-mold-exposure-cause-symptoms/

| Myko-toxin | Tillhörande mögelsorter | Exempel på bindemedel | Tänkbara livsmedelskällor |
|---|---|---|---|
| Aflatoxin | *Aspergillus flavus* *Aspergillus parasiticus* | • Bentonitlera <br> • Montmorillonitlera <br> • Träkol <br> • Zeoliter <br> • Glukomannan <br> • Diatoméjord | Mjölk, ost, ägg, kött (mögligt foder), flingor, vete, kryddor, hasselnötter, jordnötter, pistagenötter, paranötter, chili, svartpeppar, torkad frukt, fikon, torkad kokos |
| Okratoxin | *Aspergillus albertensis* *Aspergillus alliaceus* *Aspergillus auricomus* *Aspergillus carbonarius* *Aspergillus niger* *Aspergillus ochraceus* *Aspergillus sclerotiorum* *Aspergillus sulphureus* *Aspergillus wentii* *Aspergillus nordicum* *Aspergillus viridicatum* *Aspergillus verrocosum* | • Kolestyramin <br> • Zeoliter <br> • Glukomannan <br> • Diatoméjord | Flingor, vete, majs, havre, kaffe, torkad frukt, vin, öl, kakao, nötter, bönor, ärtor, bröd, ris, ost, kött (kontaminerat foder, speciellt gris och fjäderfä), torkad och rökt fisk, sojabönor, kikärtor |

| Trikote-cen | *Cephalosporium* *Fusarium* *Myrothecium* *Stachybotrys* *Trichoderma* *Trichothecium* *Verticimonospo-rium* | • Bentonitlera<br>• Montmorillo-nitlera<br>• Träkol<br>• Zeoliter<br>• Glukomannan<br>• Diatoméjord | Säd, flingor, vete, korn, havre, majs, råg, durum-vete, sojabönor, potatis, solros-frön, jordnötter, bananer |
| --- | --- | --- | --- |

## MAT DU BÖR UNDVIKA

Undvik socker och sockerhaltiga livsmedel: vanligt socker och alla andra enkla, snabba sockerarter som fruktos, laktos, maltos, glukos, mannitol och sorbitol. Detta inkluderar bland annat honung och naturliga sirapsprodukter, såsom lönnsirap och melass, men också allt godis, glass, choklad, kakor, bakverk, frukostflingor, färdiga måltider och frysta livsmedel. Undvik också såser, dressing samt bearbetade och färdigförpackade livsmedel eftersom de ofta innehåller socker av en eller annan sort. Högt fruktsocker hittar du i: ananas, mango, banan, melon, apelsin och druvor och de ska du också undvika. Steviakoncentrat kan användas i måttlig mängd.

Konserver: vita bönor, soppor, färdiga såser.
Flaskor: läsk, fruktjuicer, alla kryddor och såser.
Livsmedel som innehåller mögel och jäst: alla ostar, och särskilt mögliga ostar där stilton är värst, kärnmjölk, gräddfil och sura mjölkprodukter.
Alkoholhaltiga drycker: öl, vin, cider, whisky, brandy, gin och rom.
Smaktillsatser: ättika och livsmedel som innehåller ättika, majonnäs, inläggningar, sojasås, senap.
Ätbara svampar: inklusive alla typer av svamp och tryffel.
Bearbetat och rökt kött: korv, pastrami, salami, rökt fisk, skinka, bacon.
Torkade frukter: russin, aprikoser, plommon, fikon, dadlar, osv.

## MAT SOM KAN ÄTAS I SMÅ MÄNGDER

Glutenfritt spannmål: brunt ris, quinoa, bovete, hirs, teff, certifierad glutenfri havre.
Grönsaker med mycket stärkelse samt baljväxter: söt majs, potatis, bönor, ärter, linser, sötpotatis, squash, rovor, persilja.
Frukt med lågt sockerinnehåll: bär, äpplen, päron, persikor och citron/lime.

## MAT SOM KAN ÄTAS FRITT

Ekologiskt kött och fisk: nötkött, kalvkött, lamm, viltfångad fisk och skaldjur, fjäderfä, ekologiska ägg.

Grönsaker med lite kolhydrater: broccoli, spenat, blomkål, grönkål, vitkål, senapskål, mangold, gurka, paprika, tomat (endast färsk), lök, purjolök, sparris, vitlök, kronärtskocka.

Nötter och frön: solrosfrö, pumpafrö, linfrö, chiafrö, mandel, samt nötter som innehåller liten mängd mögel dvs. alla utom jordnötter, valnötter, pekannötter och cashewnötter.

Fett: extra jungfruolja, kokosolja, kokosmjölk, ghee, avokado, ekologiskt smör.

Annat: äppelcidervinäger

Drycker: filtrerat vatten, fruktfria örtteer, mineralvatten, färsk veggiejuice.


## INTE SÄLLAN MÅSTE MAN FLYTTA

Gör man det gäller det att inte ta med sig en pinal för mögelsporer finns överallt. Det finns företag som sanerar mögel och din kommun har säkert erfarenheter av de bolag som finns nära dig. Tala med miljökontoret.

OM vi nu tänker oss att du kommer att flytta längre fram, och inte ta med dig så mycket som ett nattlinne, inser vi hur illa ute den nuvarande generationen är. De som gäspar, och tänker att jag slänger ut den där mögliga limpan, i morgon.

Eftersom vi lever i en pratkultur där "allt" är socialt eller psykiskt har den moderna människan inte klart för sig hur farligt mögel är.

Vi hade en medlem med yrsel, som åkte till Thailand, och som rapporterade att yrseln försvann omedelbart, och jag sa direkt:

*- Har du mögel hemma?*

Ett bra sätt som sjuk att kolla om man har en giftig miljö hemma *är* faktiskt att flytta ut en månad. Med alla förgiftningar är det så att du blir mycket bättre och det snabbt, då du får stopp på inflödet.

## AVLÄGSNA MÖGEL

Det rekommenderas ofta att man ska ta bort mögel med blekmedel som t.ex. Klorin. Det kan döda praktiskt taget alla typer av mögel tillsammans med sporerna och rengörningen lämnar en yta som är motståndskraftig mot framtida mögeltillväxt.

Tyvärr är det dock endast effektivt att använda blekmedel om möglet växer på icke-porösa material som kakel, badkar, glas och bänkskivor. Blekmedel kan inte tränga in i porösa material och kommer inte i kontakt med mögel som växer under ytan på material som möbler, gardiner, tapeter, trä och gips.[102]

Vädra medan du håller på och andningsskydd rekommenderas. Du bör också bära handskar under processen för att skydda dina händer. Dosen du använder ska vara 1 del blekmedel till 10 delar vatten.

Applicera lösningen på icke-porösa ytor med mögeltillväxt, antingen genom att använda en sprayflaska eller genom att använda en hink och en svamp som slängs sen. Du behöver inte skölja ytan efteråt.

Även om den aktiva beståndsdelen i blekmedel, natriumhypoklorit, är huvudbeståndsdelen i många mögelprodukter, finns det skäl att använda andra alternativ än klorblekmedel för att ta död på mögel. Möglet på ytan kan dödas, men rötterna lämnas intakta, vilket innebär att möglet snart återvänder.

---

[102] http://www.lfs-web.se/klorin-mogel.htm

En annan nackdel med blekmedel är att det kan skada materialet som det används på. Klorblekmedel avger också en giftig gas när den blandas med ammoniak. Det finns säkrare alternativ som borax eller ättika som inte ger upphov till farliga ångor eller lämnar kvar giftiga rester. Av dessa skäl bör du undvika att använda blekmedel och om du måste använda det, gör det bara på icke-porösa ytor.

## MÖGELAVLÄGSNANDE MED BORAX

Det finns många fördelar med att använda borax för att döda mögel. Till att börja med är borax en naturlig rengöringsprodukt och även om det är giftigt om du sväljer det, avger borax inte ämnen som är farliga. Borax, som är ett vitt mineralpulver, har en pH-nivå på ungefär 9 och en låg toxicitet. Borax kallades förr för "skursand".

Borax används vanligtvis som en luktavlägsnare samt för rengöring av toaletter och avlopp. Borax används också som insekticid, herbicid och fungicid och det kan blandas med vatten i en lösning för att döda och avlägsna mögel eftersom det är en naturlig mögelhämmare. Det kan vara svårt att hitta borax i Sverige, men ibland har färghandlare.

För att döda mögel med borax gör du en boraxlösning med 2 dl borax per liter vatten. Använd en skurborste för att skura bort möglet från ytan med boraxlösningen.

Torka av extra fukt och överflödiga mögelpartiklar eller damm/skräp för att förhindra att de sprider sig i luften när ytan har torkat. Du behöver inte skölja bort boraxen eftersom lösningen kommer att förhindra att mer mögel börjar växa på ytan igen. Låt ytan torka helt.

När du dammsuger bör du om möjligt använda ett HEPA-filter för att minska antalet sporer som rörs upp i luften under städningen.

## MÖGELAVLÄGSNANDE MED VINÄGER

Vinäger är en mild syra som kan döda 82 % av alla mögelsorter, men det har också fördelen att det är naturligt och säkert. Vinäger är giftfri och avger inte farliga ångor som blekmedel gör.

Häll ättika i en sprayflaska utan att späda ut den och använd för att döda och avlägsna mögel. Spraya ättikan på den mögliga ytan och låt det sitta i en timme. Torka av området med vatten och låt ytan torka. Ättiklukten försvinner inom några timmar.

Om du vill använda ättika för att förhindra mögeltillväxt på ytor sprutar du bara ättika på ytan och låter det självtorka. Upprepa detta om några dagar för att säkerställa att ytan förblir mögelfri. Du kan till och med hälla ut ättika på kaklade badrumsgolv eller andra hårda, icke-porösa golv om du är orolig för att där finns mögel, låt det stå en stund innan du torka upp.


## KROPPEN BINDER IN GIFTER I FETTCELLER

En medlem gick ner 30 kilo då hon bodde i ett friskt hus. Den typiska reaktionen, att kroppen snabbt bildar fettceller för att binda in gifter[103], gömmer man också undan och påstår att folk ska äta bantningsindustrins produkter, motionera osv. Vi får ofta en "gravidmage" och den är typisk för förgiftade, mögelförgiftade kan få en explosionsartad viktökning[104].

Du kan aldrig någonsin motionera bort mögel ur kroppen. Jag själv gick snabbt upp 30 kilo då jag insjuknade, och de kilona glider av en när man avgiftar.

I 152 kommuner hade vi år 2003 den miljon mögeldrabbade som förmodligen är samma individer och deras familjer som idag springer hos psykologer, kuratorer, får psykofarmaka,

---

[103] http://drhyman.com/blog/2012/02/20/how-toxins-make-you-fat-4-steps-to-get-rid-of-toxic-weight/
[104] http://theheartysoul.com/dangers-of-mold/

tvingas motionera, bantar, och jagas av Försäkringskassan, tar livet av sig, med mera.

## MÅNGA SOM SLAGIT NER HJÄRNDIMMAN BLIR ARGA

Det tror jag beror på att det är relativt lätt att göra det, det tar från ett par veckor upp till ett par månader och det kostar inte speciellt mycket, för äta och dricka måste man ändå och UMS går livsmedelsvägen.

**Wiola Helgelin Hald** den 24 augusti 10:31

När man tänker på hur vårdcentraler, FK och andra s.k. "vårdande" instanser, behandlar människor med förgiftningssymptom och/eller parasiter så blir man så FÖRBANNAD 😠 Allt ska psykologiseras!

Jag blev sjuk den 28 februari 2000 – jag har alltså varit sjuk i över 18 år!?

Är ff halvkass, men mår numer så pass bra att jag orkar med vardagen något sånär.

Tänk vad det svenska samhället förlorar både ekonomiskt, och mänskligt, på att styvnackat tro att vår sjukvård är den bästa, att mediciner och piller botar allt och att endast symptombehandla allting!

När man återfått tankeförmågan efter t.ex. arton år har man rätt att bli arg och det tål att upprepas eftersom den ilskan är mer än begriplig. Det är bra om den ilskan används till att göra sig av med allt mögel i ens närhet.

## KBT OCH GRADVIS ÖKAD TRÄNING FUNGERAR INTE

Patienten Alem Matthees, som begärde att PACE-studiens data[105] skulle offentliggöras, har tillsammans med två andra patienter samt två akademiska medförfattare sammanställt en preliminär analys. De två akademiska medförfattarna är Philip Stark (professor i matematik och fysik) och Bruce Levin (professor i biostatistik).

---

[105] http://www.news.com.au/technology/science/human-body/how-alem-matthees-letter-helped-solve-chronic-fatigue-syndrome-mystery/news-story/eb566e1a0f6bcaadb362818a12c2e386

Granskningen av rådata visade istället att förbättringen endast var 6,8 % för kognitiv beteendeterapi, 4,4 % för gradvis ökad träning, 3,1 % för den specialiserade sjukvården, och 1,9 % för adaptiv stimuleringsbehandling. Analysen visar att de tidigare rapporterade förbättringsresultaten var kraftigt överdrivna. Dessutom var p-värdet endast 0,10, alltså inte statistiskt signifikant. Det innebär att placeboeffekten kan ha större betydelse för resultatet.[106]

Det är KBT och träning man har som allenarådande "medicin" i Sverige, och det lär fortsätta ända fram tills den dag man öppnar fönstret mot omvärlden och förstår bluffen som Alem synade.

Samtliga "utmattade" är drabbade av denna falska forskning eftersom de tvingas att t.ex. träna vilket gör oss sjukare om vi har hjärndimma och inflammationer.

Fackförbundet ST[107] har funnit att vi innehar rekord i rehab men utan resultat. KBT-metoden för alla är ett tankefel, menar Psykologtidningen.[108]

Läkartidningen: "Regeringen har kommit överens med Sveriges Kommuner och Landsting (SKL) om att staten ska satsa totalt 1 600 000 000 kronor under år 2009 och 2010 på en rehabiliteringsgaranti inom vilken långtidssjukskrivna personer »med icke specificerad smärta i rygg, axlar och nacke och/eller lindrig eller medelsvår ångest, depression eller stress« ska behandlas med psykologiska metoder, i allt väsentligt det som brukar kallas kognitiv beteendeterapi, KBT. Syftet är att personerna ska kunna återgå i arbete."[109]

I Indien träffade jag en enda KBT-människa, som samlat på sig två miljoner på bankkontot, som sa mig att hon visste att deras

---

[106] http://www.virology.ws/2016/09/21/no-recovery-in-pace-trial-new-analysis-finds/

[107] http://www.publikt.se/artikel/rekord-i-rehab-men-inga-resultat-15135

[108] http://psykologtidningen.se/2017/08/28/kbt-for-alla-ett-tankefel/

[109] http://www.lakartidningen.se/Functions/OldArticleView.aspx?articleId =11915

insatser inte hjälper de utmattade alls. Det är omöjligt att veta om det gäller dem alla men är det så ska hela bunten anhållas för bedrägeri, som jag ser det. Nu är det troligaste att lejonparten inte vet, de handlar i god tro och tror på att allt är "psykiskt".

Det är en sak att prata vecka ut och vecka in om man är omedveten om att det inte går att prata bort "utmattning" och en helt annan att ha kännedom om att det *inte* går, och *ändå* fakturera 1000-1500 kr i timmen. Då har man ett uppsåt att tillskansa sig pengar från främst Landstingen som man borde inse att man inte ska ha.

Jag kan inte döma hela kåren för vad en tossa vräkte ur sig, som dessutom inte ens försökte mörka sin omfattande bedrägeriverksamhet, men om vi minns de tre UMS-kvinnorna Maria, Petrea och Mia som har berättat med egna ord står det klart i dessa tre fall att det var inflammationer som måste hävas. Den i sin tur har olika rötter, t.ex. mögel.

Det är inte bara amerikaner som har utrett saken. Japanska studier har funnit bevis för omfattande inflammation i hjärnan, mögeltoxiner är vanliga, och när de tvingar folk att motionera hamnar tarmbakterier i blodet så det är, som vi sagt förr inom UMS, rena mordförsöket att tvinga folk att motionera och det gäller inte minst de mögelskadade.

"Vad har tungmetalls- och mögelförgiftningar gemensamt?" är titeln på en intressant video[110] om saken och min erfarenhet efter mer än ett år med UMS är att det blir i kroppen "samma sak" dvs. inflammationer, och om det inte vore på det viset skulle inte precis hela kollektivet rapportera att de blir bättre av UMS-metoden.

---

[110] https://www.youtube.com/watch?v=Y97knOYFRC0

## SOCIALSTYRELSEN HAR FLAGGAT FÖR ATT ELCHOCKA MÄNNISKOR ALLT MER

Om inte KBT och psykofarmaka hjälper ska man elchocka hjärnan. Det finns människor inom psykiatrin som anser att det är en mirakelmetod, som hjälper människor stort, och det motsatta lägret anser det hela vara rent vansinne.

Oavsett vilket av dessa läger som har rätt stör det mig om man elchockar mögel- eller metallförgiftade därför att det är väsentligt lindrigare att åtgärda mögel- och metallproblemet. De lär dessutom inte bli av med toxinerna i kroppen via elchocker.

Vi är redan en ledande elchocksnation, och nu vill man ge elchocker även till små barn och unga. Möjligen kan man bränna några parasiter men det finns skonsammare sätt att avliva dem, och även de är en rot till utmattning. Jag själv hade det, och var obeskrivligt sjuk.

## TYVÄRR ÄR HELA ELCHOCKSFRÅGAN "KIDNAPPAD" AV "SCIENTOLOGERNA"

Scientologi är ett internationellt skyddat varumärke som tillhör den amerikanska organisationen Religious Technology Center och de skriver: "*Socialstyrelsen säger att det gäller barn där ingen annan behandling fungerar. Fungerar!? Ingen behandling inom psykiatrin fungerar! Men om nu ingen behandling inom psykiatrin fungerar så är det väl dags att skrota psykiatrin och ta fram alternativa lösningar. För de finns.*

*Dessutom har Socialstyrelsen skrivit i riktlinjerna att antidepressiva bör erbjudas vid lindrig depression. Detta för att förhindra självmord. Har man då inte läst på burkarna? Där står det tydligt en varning för att antidepressiva kan framkalla självmordstankar hos barn och unga!*"[111]

---

[111] https://www.kmr.nu/single-post/2017/09/29/Små-barn-0-5-år-elchockas

Eftersom vi inte kan skilja på sak och person slutar vi lyssna på dem för att slippa stämpeln som religiös eller att man är med i deras kyrka. Ingen annan, eller få, vågar ta upp ämnet eller ens utreda det för då kan folk tro att man är med i "scientologerna".

Jag är inte med i deras kyrka, inte i någon annan heller, och jag hör vad de säger och jag ser att de är smått hånfulla och det är nog svårt att få någon respons från t.ex. Socialstyrelsen om man går på den slaka linan.

Mögelfrågan vore annars en bra arbetsuppgift att ta sig an för fackföreningsrörelsen, eller någon annan bred organisation, som påstår sig värna vanligt folks väl och ve. Nu lär inte det ske därför att konsekvenserna känns omöjliga.

Om vi leker med tanken att alla medborgare blev mögelmedvetna så skulle många villaägare vägra att bo hemma en enda natt till. De som bor i hus byggda på gammal sjöbotten skulle sälja direkt och flytta, och vart ska alla ta vägen om fastighetsbeståndet enligt Boverket och WHO är så drabbat?

Sätter man diagnosen "mögelskadad" istället för "utmattningssyndrom" öppnar det dörren för stämningar i biljontals kronor. I USA och även på t.ex. Cypern finns idag mögeladvokater som inte gör annat än att arbeta med mögelfrågor. Via YouTube kan vi lyssna på "Mold Advocate" mögeladvokaten Elaine Kelly[112], som är ett exempel på en sådan jurist.

Döms en enda i Sverige i högsta instans blir det ett prejudikat som förmodligen skulle leda till landets undergång då minst en tredjedel av alla villaägare skulle kunna stämma byggherrar om fukt är inbyggt redan från början. När andra länder började öppna upp inför möglet, och man t.ex. började med mögeladvokater, fick vi mängder med TV-program där man peppade folk att bygga om kök och badrum själva.

---

[112] https://www.youtube.com/watch?v=Uv5V-ueiBc4

I samma stund du skruvar i den första skruven själv är ansvaret ditt...

## ARGA SNICKAREN; CHRISTELL OCH STEFAN FICK FLY FRÅN MÖGEL[113]

Det låter lovande så långt att man kunde hoppas på att få lära sig något om mögel men så är det inte. Programmet kretsar främst runt det sociala och ett pars problem att slutföra ett projekt.

---

[113] https://www.youtube.com/watch?v=M6Cjg_Lf2wk

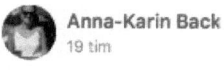 **Anna-Karin Back**
19 tim

Tittade på "Arga snickaren" i helgen och blev arg själv. Som så många andra var det ett par som turades om att va utbrända och de bodde så klart i ett mögligt ruckel.

Adam Alsing kommer in och styr upp. De "åtgärdar" möglet och täcker över med snygg yta. För det blir ju så klart utbrända friska av.

Sen hanteringen av de sjuka. Mannen får utskällning när kvinnan får gråt-attack av överansträngningen. Adam tycker att det så klart är hanns fel. Hon har sagt till sin man att låta henne vara när det blir så. Klokt av henne tycker jag, det blir ju bara värre om man ska prata eller umgås i överansträngningen. Men Adam pressar honom till att göra tvärtom. Adam har också psykbryt över att de är så långsamma. Hallå!? Man blir det av utmattning. Inget man väljer. Klokt av dem att ta det lugnt. Sen kommer TV4 in och ställer om dem till fel sätt.

Paret visar upp glada miner när de nu lärt sig att kommunicera. Det är så klart bra. Men om de ska bo kvar i möglet lär det ju inte hjälpa. Undrar vad som händer dem efteråt. Sen är paret extra pigga fast arbetslaget är riktigt trötta efter långa arbetsdagar. Ingen som reagerar på det heller. Paret har antagligen adrenalin rusch efter överansträngning och kommer krascha sen. Men det är inget som syns i tvn sedan.

Det som gör mig riktigt arg är att detta sänds ut och alla tror att det fungerar så där. De tror nu att möglet är borta för att man målar om och att man ska puscha utmattade hårdare och prata ut med dem om det allra jobbigaste precis när de är som tröttast.

Vi som har läst symtomlistor vet om att oförmågan att ens fungera eller slutföra saker ingår i symtombilden. Eftersom de mögelskadade oftast får antidepp innebär det i sig ännu en passivisering.

Programmet handlar främst om att framställa den svenske mannen som helt oduglig såsom man brukar visa upp denna kulturella skapelse i media. Det är bara att studera ICA-reklamens alla "män" så får man slag. Om medias mansbild stämmer med verkligheten kommer hela nationen snabbt att gå under.

Vi beger oss över Atlanten och besöker en amerikansk familj som fick problem med mögel. Ett nyhetsinslag kallat "The

Hidden Dangers of Mold Exposure"[114] visar upp en påläst familj som via kunskap vet vad de ska göra. Mannen i denna familj är en ansvarsfull familjefar och vi förstår att de kommer att lösa samtliga problem.

## "UTMATTNING" SKA SES SOM ETT LARM SOM GÅR

I videon[115] möter vi en professor och forskare som meddelar vad vi inom UMS redan vet att "utmattning" är ett symtom, och inte en sjukdom, och bakom kan det ligga hur mycket som helst. Vi använder oss av labb i Tyskland och USA eftersom Sverige inte vill eller kan utreda. Någon enstaka medlem har fått hjälp på sin vårdcentral, och senast var det en blyförgiftad som tilläts ta blyprover.

För att bli frisk *måste* man hitta sin förgiftningsrot, och eliminera den, och innan det sker blir man i allmänhet bara sjukare och sjukare. Psykofarmaka, terapi, motion etc. biter inte på t.ex. mögel.

Doktorns målsättning är att få ett slut på konsekvenserna som har sin rot i en inflammation i hjärnan, den vi slår ner via UMS bok "Utmattad – Fri från hjärndimma!".

Doktorn som uttalar sig har följande utbildningar:

BA, Maryville College, Psychology
PhD, University of Tennessee, Experimental Health Psychology
Postdoc, Arizona State University, Pain Psychology
Postdoc, Stanford University, Pain Neuropharmacology

Dr. Jarred Younger: Banbrytande forskning om CFS, neurologisk inflammation, smärta och utmattning.

---

[114] https://www.youtube.com/watch?v=epSoo0wCi3E
[115] https://www.youtube.com/watch?v=PjEggfixxoM

"Det gläder mig oerhört att få möjlighet att intervjua dr. Jarred Younger. Han disputerade i experimentell psykofysiologi vid University of Tennessee-Knoxville. Han genomförde en postdok vid Arizona State University och Stanford University of Medicin, innan han tog en tjänst som assisterande professor vid Stanford.

2014 blev han en del av fakulteten vid University of Alabama-Birmingham. Hans mål är att få ett slut på kronisk smärta och utmattning som orsakas av inflammation i hjärnan. För närvarande finansieras hans forskning om utvecklandet av tekniker för att diagnosticera och behandla neurologiska inflammationer, smärta och utmattning av NIH, USA:s försvarsdepartement och flera icke vinstdrivande verksamheter."

Filmen kan fås med svensk textremsa.


## DAGS FÖR DIG ATT HANDLA

Om du tror, så här långt fram i boken, att du har en mögelsjukdom är det dags att skaffa dig en elektrisk luftrenare med ett HEPA-filter om du ska tillbaka hem. Den ska stå på dygnet runt där du vistas ända tills dina problem är lösta. Den luftrenaren kommer att innebära att det mögel som eventuellt virvlar omkring i din miljö får sig en match. Stoppa inflödet är alltid den första åtgärden. Därefter ska du hitta ett nytt friskt boende, eller skapa ett, och då har vi alltså två läger inom UMS. Ena gruppen vill inte flytta och hoppas på att saneringarna ska ha räckt och den andra gruppen flyttar bland annat för att deras försäkringsbolag sagt dem att det är bara att kasta allt och inte ta med en enda pinal för att sporerna följer med.

Testfakta skriver: "Allergisk eller inte – kvalitén på inomhusluften blir allt viktigare. En luftrenare kan göra stor skillnad, men tillverkarnas kapacitetsmått är ofta svårtolkade och det är inte lätt att jämföra olika fabrikat. Testfakta Researchs laboratorietest visar till exempel att luftrenaren från Blueair har flera gånger högre kapacitet än jämförbara modeller."[116] Det kan vara en god idé att söka efter bäst i testartiklar avseende luftrenare och har du ont om pengar sök på Blocket och liknande tjänster. Mår du bättre när du har bytt miljö är det dags att ta hem en saneringsfirma och be dem undersöka din bostad. Har du tur täcker försäkringen.

## BEHANDLING MED KORTISON ÖKAR INVASIVT, LIVSFARLIGT MÖGEL

Som jag nämnt förr finns det bl.a. saneringsfirmor, som är mer än väl pålästa, och är du drabbad bör du lusläsa och ta till dig de kunskaper de förmedlar därför att kunskap är alltid makt och i synnerhet då det gäller mögel:

"Behandling med kortison ökar invasivt livsfarligt mögel. Något vi inom vårt verksamhetsområde snabbt kommit till insikt om är allmänvårdens bristande kunskap rörande sjuka hus och mögelrelaterade symtom samt sjukdomstillstånd. I stället för bot sker ofta symtombehandling, vilket i sin tur i värsta fall kan leda till långdragen eskalerande sjukdom och förtidig död. Ett exempel är när patient behandlas med s.k. kortikoider (kortisonpreparat). Det man genom preparaten ger sig på är inte grundorsaken till inflammationen, utan istället immunförsvarets reaktion emot t.ex. det mögel eller de mögelmetaboliter som stimulerar immunförsvaret till livsnödvändigt försvar."[117]

## HUR ALLVARLIGT ÄR DET?

Det är så allvarligt som det kan bli med 1,7 miljoner drabbade i något som i värsta fall kan leda till Alzheimers. Visste du om att mögel kan orsaka Alzheimers? Förmodligen inte. Typ 3 kallas för "Inhalation Alzheimers Disease" (IAD) och orsakas av

---

[116] http://www.testfakta.se/tester/hem-och-hushåll/så-blir-du-inte-blåst-på-din-luftrenare

[117] http://www.lfs-web.se/kortison-mogel.htm

inandade toxiner. Vi vet redan hur farligt mögel kan vara. Det faktum att vi nu känner till att biotoxiner kan orsaka Alzheimers gör inte saken mindre allvarlig.

När man står inför ett stort problem kan man trycka ner alla symtom ett tag men det löser aldrig problemet. Det är som om du upptäcker att du bor i ett sjukt hus och löser det genom att dricka dig berusad på alkohol dygnet runt.

Du lär inte kunna tänka speciellt mycket på ditt problem, än mindre lösa det. För att bli av med problemet måste du gå till botten med det, det finns ingen annan väg. Det kan kännas arbetsamt att flytta t.ex. men den tunga bördan minskar rejält om man får klart för sig att en konsekvens längre fram kan bli demens.

## ALZHEIMERS SJUKDOM

Dessa subtyper jag kommer att skriva om är inte alltid allmänt accepterade i samhället. PMC[118] och Demenscentrum[119] skriver givetvis om de olika typerna – att alla därmed känner till dem är dock inte givet. Allmänheten har fått lära sig att Alzheimers sjukdom är *en* enda sjukdom, och att den beror på ålder.

Det stämmer inte eftersom t.ex. Washington post har meddelat[120] att barn nu får Alzheimer. Det finns inte bara kopplingar mellan mögel och dessa sjukdomar utan också kopplingar till aluminiumförgiftningar.

Sverige befinner sig i det så kallade demensbältet dvs. sjukdomarna exploderar i vårt land, och det är inte märkligt alls om man ger folk antidepp istället för att ta sig an mögel och

---

[118] https://www.ncbi.nlm.nih.gov/pmc/articles/PMC4586104/

[119] http://www.demenscentrum.se/Fakta-om-demens/Demenssjukdomarna/

[120] https://www.washingtonpost.com/news/morning-mix/wp/2016/08/19/childhood-alzheimers-parents-ferociously-fight-the-cruel-disease-killing-their-daughter/?utm_term=.f1782a0ef540

aluminium. Ekot meddelade[121] år 2016 att Sverige saknar en handlingsplan mot demenssjukdomar.

## DET ÄR INFLAMMATIONER OCH ETT IMMUNFÖRSVAR SOM INTE FUNGERAR

När stressen upprepas under låg tid utvecklas en inflammationsprocess. Det börjar med inflammation och slutar med förstörda celler, oavsett om det sker i hjärta, kärl eller hjärna.

Det spelar ingen roll om du är förgiftad av koppar från din kopparspiral eller om du har mögel eller parasiter i dig. Kroppen svarar med ett stressat beteende, och de som är kopparförgiftade är så stressade att de knappt kan sitta still. Så snart de skaffar en vattenrenare som tar den koppar de har i sitt dricksvatten eller tar ut kopparspiralen lugnar de ner sig på ett par dagar.

Vi har alla själva ansett att vi var sjuka för att vi stressade, inte minst för att en hel vårdapparat berättade att så är det. Samtliga återställda har noterat att de inte stressas eller stressar längre, och det som förr gjorde oss stressade har upphört att stressa oss.

## OXIDATIV STRESS = OKONTROLLERAD GENERERING AV FRIA RADIKALER

"Alla extra fria radikaler som skapas av bland annat ovan nämnda exempel gör så att kraven ökar ytterligare på våra antioxidativa försvar. Klarar försvaret inte av att eliminera angriparna (fria radikalerna) så drabbas vi av det som kallas förhöjd oxidativ stress.

Vid hög oxidativ stress har det uppstått en obalans mellan angrepp (fria radikaler) och försvaret; antioxidanter. Förhöjd oxidativ stress är ingen sjukdom. Man kan ha en hög oxidativ

---

[121] https://sverigesradio.se/sida/artikel.aspx?programid=83&artikel=6483792

stress och ändå betraktas som frisk, det ger dock bland annat en ökad risk för att utveckla olika besvär och sjukdomar."[122]

Alzheimers typ 3, inhalationsalzheimers, har visat sig vara ett direkt resultat av exponering för specifika toxiner över tid.[123] Resultaten av laboratorietester har uppvisat patienter med kroniska inflammationer.[124]

Symtom på typ 3 Alzheimers sjukdom innefattar minnesförlust, problem med att komma ihåg ord och svårighet att minnas kända uppgifter, t.ex. vad ens barn heter, men den har också symtom som är förknippade med kronisk toxinexponering, såsom en metallisk smak i munnen och ökad luktkänslighet.[125]

## NÄR JAG VAR SJUK KALLADE JAG MITT TILLSTÅND FÖR "PRAO I DEMENS"

Jag hade aluminiumförgiftning samt parasiter och när jag var som sämst kunde jag få fundera en timme innan jag hittade namnet på mitt eget barn. Jag kunde se bilnycklar i hallen och undra om jag hade en bil, och om jag nu ägde en sådan var stod den? Hur såg den ut?

En gång då jag kom ut ifrån Coop hade jag totalt glömt bort hur min bil såg ut varför jag satte mig på en parkbänk och mixtrade med nyckeln, och när jag klickade på öppna dörrenknappen, vilket jag tydligen kom ihåg att man kunde göra, blinkade två baklyktor på en Toyota längre bort på parkeringen. Den hade halvrullat ner i ett grunt dike därför att jag hade glömt att dra åt handbromsen. Den händelsen är ett skäl till att jag brukar säga att myndigheterna i Sverige förstår sig inte på våra förgiftningar, för om de hade gjorde det skulle de

[122] https://kurera.se/oxidativ-stress-en-kropp-i-obalans/

[123] https://www.ncbi.nlm.nih.gov/pmc/articles/PMC4789584/

[124] https://www.ifm.org/news-insights/systems-biology-approach-reversing-cognitive-decline/

[125] https://www.nature.com/articles/srep15015

omedelbart dra in våra körkort. I Utmattningsskolan uppmanar vi alla med hjärndimma att låta bilen stå.

Vi är flera som åkt runt, runt i rondeller och mitt i dem har vi glömt bot vart vi skulle köra. Jag själv körde vänstertrafik i ett villasamhälle i Sverige, och inte ens en GPS kunde få mig att hitta rätt. Jag hade vett att ställa bilen men det är inte säkert att man ens kommer ihåg sina misstag från igår som leder till det kloka beslutet. Minns man dem inte ställer man ingen bil.

Sommaren 2016 läste jag om någon mamma som hade glömt bort sin baby i en sommarhet bil, barnet hade avlidit, och jag tänkte omedelbart:
- Kan vara en av oss.

I en USA-studie från 2014 hittades svampmakromolekyler i hjärnorna hos Alzheimerspatienter, som direkt stödde kategorisering av typ 3 Alzheimers (AD). Dessutom fann man i en studie år 2015 svampinfektioner i hjärnorna på 10 Alzheimerspatienter som ytterligare stödde den omständigheten att mögel kan orsaka Alzheimers sjukdom.

Då kan vi i princip gissa att symtomlistan avseende mögel är förstadiet till demens, dvs. får vi inte stopp på det i tid kan det sluta med demens. Tanken är inte orimlig, även om den bara är min egen åsikt som jag huvudsakligen bygger på min egen upplevelse av att ha praoat som dement.

Det som skiljer en sjuk ifrån vetenskapsmän är att vi ibland måste gissa, och de får inte göra det. När vi är många sjuka som har gissat "rätt" kan vetenskapsmän utreda om vi har gissat rätt eller inte. De kan studera oss men vi måste börja med att gissa, och sedan får de ta över.

## LINDRING ÄR INOM RÄCKHÅLL OM DET ÄR SÅ

Dr Dale Bredesen har publicerat[126] ett antal fallstudier med patienter där han framgångsrikt har lyckats stoppa och reversera den kognitiva nedåtgående spiralen. Bredesenprotokollet arbetar för att identifiera och behandla över fyra dussin mekanismer som bidrar till Alzheimer.[127]

Med samma protokollkoncept kan du inkludera följande vanor för att förhindra den personliga, kognitiva utförsbacken som även förgiftade råkar ut för. Vart och ett av dessa steg är vetenskapligt belagt och har visat sig förhindra kognitiv försämring:

Minska socker: Minskat sockerintag har kopplats till en minskad risk för att utveckla AD.
Snabbfastor: Att fasta hjälper till att sätta din kropp i ketogenes, vilket har visat sig sänka risken för AD-utveckling.
Minska alla gifter: Toxiner är orsaken till typ 3 AD.
Se till att få kvalitetssömn: Du behöver 8 timmar oavbruten sömn. Det innebär att du bör ta itu med alla sömnstörningar som t.ex. sömnapné.
Rör på dig varje dag: Ut och gå, simma, spela golf, lek med barn eller barnbarn i 20 minuter utomhus men inte om du har hjärndimma. Vi ramlar lätt, och det som passar oss bäst är att skrida i en pool eller sitta vid ett öppet fönster och djupandas.
Ta kosttillskott som stärker hjärnan: Tala med din läkare om att använda DHA, dokosahexaensyra, som är en omega 3-fettsyra. Vitaminerna B12, C, D, E och probiotika hjälper också till att backa nedmonteringen av hjärnan som är på gång om man har en mögelsjukdom.

---

[126] https://www.drbredesen.com/thebredesenprotocol
[127] https://www.ncbi.nlm.nih.gov/pmc/articles/PMC4931830/

## ÄT SÅ KALLAD HJÄRNMAT; BLÅBÄR, ALLA BÄR, AVOKADO

Dels har vi mat jag beskrivit för mögelsjuka men inom UMS använder vi också hjärnmat[128] samt den nya medicinska musiken[129] som många har sagt mig är underbar medan andra inte alls tycker om den.

I Indien träffade jag en svensk-norsk-amerikansk kompositör, som arbetar uteslutande med denna nya musik som "talar med hjärnan", och han sa mig att de har hur mycket jobb som helst.

Vi hamnar dock lätt i ett moment 22 därför att vi är så sjuka att vi inte ens orkar skaffa oss en vitaminburk, de som haft det lättast i UMS är de som haft engagerade anhöriga som har förstått allvaret. Tyvärr har många erfarenheten att anhöriga blir som Försäkrings-kassans förlängda arm, som hetsar dem att motionera, rycka upp sig, skärpa sig, sluta vara lata. Det blir konsekvensen då man vägrar att ta till sig resultaten av amerikanska eller japanska studier.

Vi har därför producerat en kurs för anhöriga, som har fallit väl ut, medlemmar inom UMS har meddelat att deras anhöriga fick helt andra attityder efter den än vad de hade innan och det beror givetvis på att de har förstått allvaret.

Jag minns särskilt en ung kvinna, med fyra små barn, som var extremt sjuk och mer eller mindre sängliggande. Hennes make hade en attityd som knappast hjälpte till, han gick anhörigkursen och blev sedan skolans förlängda arm på köksgolvet hemma.

Han blev snabbt helt suverän, och en riktig soldat, och såg bland annat till att hela familjen testades, och ja, de hade förgiftat dricksvatten. Skälet till att hon var så mycket sjukare än resten av familjen torde ha varit att hon var hemma hela dagarna,

---

[128] https://www.youtube.com/watch?v=v_ONFix_e4k
[129] https://www.youtube.com/watch?v=AhfW-4ulolk

och drack bara det vattnet, medan övriga i familjen drack vatten på jobbet och i sina förskolor och skolor.

## SYMTOMLISTAN AVSEENDE ALZHEIMERS PRESENTERAS AV INTERNETMEDICIN.SE

Internetmedicin.se leds av läkarna Steven Shev, VD (leg. läkare och medicine doktor), Olle Isaksson (leg. läkare och professor emeritus) och Erik Alestig (leg. läkare och medicine doktor) och det är ingen myndighetshemsida men man får förutsätta att de alltid publicerar vad svenska läkare anser.

Den svenska synen presenteras och de skriver:
"Innehållet i detta PM överensstämmer med Socialstyrelsens riktlinjer för vård och omsorg vid demenssjukdom 2010."[130]

Går vi till en internationell motsvarighet[131] hittar vi omedelbart kopplingen mögel och demens. IOS Press är "finare" än Internetmedicin.se eftersom de får publicera NATO:s rön. Kikar vi på svenska texter har man suddat bort den Alzheimers man anses få via gifter man har andats in, exempelvis mögel.

Söker du via Google på "alzheimer + mögel" får du en handfull träffar och främst texter producerade av den kunniga saneringsfirman. Söker jag på "alzheimer + mold" får jag nära 300 träffar.

Det finns tillräckligt med material utomlands för att man ska sätta upp en stor varningsskylt och säga; ta problemet på allvar. Lös det och lös det smart.

---

[130] http://www.internetmedicin.se/page.aspx?id=112
[131] http://content.iospress.com/articles/journal-of-alzheimers-disease/jad132681

## VARFÖR ÄR DET SOM DET ÄR?

Jag kan bara svara för mig själv, och frågan är säkert komplex, men det som skiljer Sverige ifrån andra länder är en djup, djup förnekelse avseende t.ex. möglets konsekvenser. Jag skulle vilja kalla mögel, liksom parasitangrepp, för västmänniskans söndertrasade infrastruktur.

Har vi sådant i oss kan vi inte fungera för vi blir enormt sjuka, och det sammanfaller i en tid där nästan all verklig infrastruktur har åsidosatts i årtionden. Problem som inte är direkt synliga struntar man rutinmässigt i och jag har talat med ingenjörer som anser att det är en tidsfråga innan samtliga avlopp i hela Sverige börjar läcka. Vi vet hur det är med tågen som inte har underhållits under i princip hela min levnad.

Jag har tidigare nämnt en saneringsfirma som är pålästa och de skriver: "Varning för Sveriges undantagstillstånd gällande sjuka hus. Sedan debatten om sjuka hus startade för ett antal årtionden sedan har tydlig evidens framkommit. Barn och vuxna blir sjuka av att vistas i miljö med fuktskador medförande mögel, bakterier och kemiska ämnen. Trots lagar som reglerar att offentliga byggnader och hyresrätter ska ha en godtagbar inomhusmiljö utan aktuella fuktskadeemissioner och mikrobiell kontaminering tar samhället inte tag i problemställningen på avgörande sätt. Vi ser en hel del förhalningstaktik i sjuka hus-ärenden både från myndighetshåll, verksamhets- och fastighetsansvarigas sidor. Man åtgärdar inte innan det är för sent för de som redan blivit sjuka och det har blivit så illa tvunget att åtgärder måste göras."[132]

## SKATTEMEDEL HAR LÄNGE ANVÄNTS FÖR ATT KÖPA RÖSTER OCH VINNA VAL

Ett av de mer flagranta vallöftena jag har sett var i valet 2014 då såväl socialdemokratin som moderaterna hade ett och samma

---

[132] http://www.lfs-web.se/sjuka-hus-undantagstillstand.htm

budskap nämligen att minska klasserna i landet. Ena valaffischen var röd och den andra blå, men budskapet var detsamma. Det trummades ut samtidigt som bland annat Lärarförbundet meddelade att det då saknades 15 000 lärare och att man visste att det skulle komma att saknas 60 000 lärare inom fem år. Man lovar något man vet att man aldrig kan hålla och det blir absurt då röda och blå laget tycks ha skaffat sig en och samma PR-byrå.

Sverige har också under lång tid, och en långsam sådan, utvecklat en strikt toppstyrd ekonomi där multinationella bolag och staten samverkar, och båda struntar fullständigt i medborgarna. Vi har exempelvis sett politiker sälja sjukhus för under miljonen. Denna svenska utveckling har utlänningar noterat[133] och jag som vistas mycket i andra länder får ofta frågor om Sverige med start då Schyman eldade upp pengar.

När stat och multinationella storföretag ägnar sig åt ekonomiska samarbeten brukar det göra livet svårt för alla sjuka, gamla och svaga, och att det sker ser vi prov på dagligen. Vad man måste förstå som sjuk är att man är en konsument som det ska tjänas pengar på. Ju längre du har mögel i systemet desto mer psykofarmaka kan man sälja på dig, och i Sverige förekommer idag en direkt tvångsmedicinering. Så långt att man hotar med att dra in sjukpenningen om du inte äter medicinerna, och det är nog ett av de största skälen till att Läkartidningen har larmat om att de ser en förtroendekris nalkas. Tvångsmedicinering är enligt lag förbjuden.

År 2009 skrev Expressen[134] att 700 000 svenskar åt psykofarmaka, och de konstaterade i samma artikel att det ligger "sjukt mycket pengar" bakom det hela. På åtta år har det tillkommit 900 000 individer då den senaste uppgiften är att 1,6 miljoner äter någon form av psykofarmaka.

---

[133] http://jonjayray.tripod.com/sweden.html
[134] https://www.expressen.se/nyheter/inloggad/sjukt-mycket-pengar--darfor-matas-vi-med-piller/

I samma artikel talar en läkare ut: "Allt fler svenskar får diagnoser och piller. Nu varnar en grupp allmänläkare för 'sjukifieringen' av svenskarna.
- Vården och läkemedelsindustrin gör friska sjuka, säger allmänläkaren Lotte Hvas."


## ALLT FLER SÖKER VÅRD UTOMLANDS FÖR ATT UNDKOMMA TIDENS TAND

Mot bakgrund av det[135] är det viktigt att förstå att man *måste* söka sig utomlands även om man inte gör det rent fysiskt. Man måste hitta lösningarna till problemen någon annanstans än i Sverige. Idag går det inte att hitta några allmänläkare som protesterar eller journalister som vill skriva om det absurda faktumet att 20 % av svenskarna skulle lida av "psykisk ohälsa".

En medlem i Utmattningsskolan berättade att familjen bott i tio år i en mögelskadad bostad. De fick strida i lika många år innan bostadsrättsföreningen utförde provtagningar. Vi är förmodligen världens mest kollektiva folk, på gott och ont. I en annan kultur hade man tagit prover själv och inte lagt ner tio års energi på att försöka få en hel förening att testa. Men vi svenskar fungerar ofta på det sättet att allt ska ske i grupp, via en förening t.ex.

Vi är i långa stycken fortfarande ett brukssamhälle. Man vill inte stöta sig med folk och brakar man loss och tar mögelprover själv kan konsekvensen bli social isolering. Vi är ett hårt hållet folk. Vi är också ett helt övergivet folk så långt att man tror med automatik att alla myndigheter ska stå på människans sida, och man räknar inte med att ens egen regering ska vara ens värsta fiende.

---

[135] https://www.svt.se/nyheter/inrikes/allt-fler-soker-vard-utomlands

Vi är fostrade att anse att staten det är vi, staten är god varför motsatsen känns helt galet. Men att våra gamla system är helt borta, eller på väg, är tankar som delas av en sådan som före detta s-partiledaren Håkan Juholt, som i slutet av 2010-talet påstod[136] att Sverige är på väg mot en diktatur och det fick han säga i "Dagens Industri".

Det är inte längre en demokratisk ekonomi när staten och stora multinationella bolag sover i samma säng och samverkar. Man tar t.ex. fram ett läkemedel, som säljs för överpriser, och staten bestämmer att alla ska äta det och så betalar skattebetalarna, och slutligen har man ingen vårdpersonal kvar för alla pengar går till t.ex. läkemedelsbolagen. Priset för diabetesstickor ökade över en natt med 7 000 %.[137]

"Läkarna är i händerna på läkemedelsindustrin"[138], skrev Afton-bladet i mars 2017. Riksrevisionen har sagt ifrån[139], och menar på att Läkemedelsverket måste stärka sin ställning gentemot läkemedelsindustrin.

## DET ÄR INGEN HEMLIGHET ATT VI BEFINNER OSS I EN EKONOMI SOM INTE GYNNAR INDIVIDEN

Någon röst i boken talade om att "money talks" – pengar talar – och åsyftade fastighetsbranschens ovilja att ens se mögel. Men avseende den ekonomiska girigheten tjänas pengarna främst genom att t.ex. se till att vi förblir sjuka, livstidskonsumerande medicinförbrukare.

---

[136] https://www.di.se/nyheter/hakan-juholt-vi-haller-pa-att-avveckla-demokratin/

[137] https://ssdf.nu/senaste-nytt/priset-pa-diabetesstickor-okade-med-7-000-procent

[138] https://www.aftonbladet.se/nyheter/a/p8Vj6/lakarna-i-handerna-pa-lakemedelsindustrin

[139] https://www.riksrevisionen.se/sv/OM-RIKSREVISIONEN/Pressrum1/Nyheter1/2016/Staten-bor-starka-sitt-oberoende-gentemot/

Det finns ingen vilja att bota alls. Samma bolag säljer mat, som gör oss inflammerade och sjuka, och sedan har de ägarintressen i t.ex. läkemedelsindustrin. I den ekonomin är vi alla varor – inte människor.

Det är mot bakgrund av det man ska se på det svenska mantrat "mögel ger lite astma" kontra vad experter säger utomlands.

## EFTERORD

När jag förstod hur "utmattade" hanterades i Sverige skrev jag en artikel om hur jag såg på "utmattning", den delades av tiotusentals människor och jag förstod att ämnet var hett. Jag skapade då en Facebookgrupp dit tre, fyra hundra strömmade omedelbart och efter ett par veckors "samtal" med dem bestämde jag mig för att bygga själva skolan; Utmattningsskolan.se.

När jag hade skrivit kurs 1 släppte jag in dem, medan de höll på med den skrev jag kurs 2, när den var färdigskriven släppte jag in de gamla kurs 1:arna där och så vidare. Efter ett år stod det klart dels att UMS-metoden fungerar brett och dels att den i sin Internetversion är sårbar därför att den kräver såväl min som teknikerns närvaro.

För att säkra metoden produceras hela skolans utbildning som tryckt bok, e-bok och kurs 1 även som ljudbok då många inte ens kan läsa i starten.

Det är min förhoppning att även du hjälper till att sprida metoden eftersom man har sagt mig att 40 miljoner är sjukskrivna inom EU för "utmattning" och i Sverige kan 200 000 kan vara så svårt sjuka att de är sängliggande. Många av dem är det helt i onödan, precis som Petrea, Mia och Maria var det.

Vi samlar hela tiden nya rön i frågan, och denna bok har en egen "skolgård" på Facebook; https://www.facebook.com/groups/utmattningsskolansmogelgrupp/

Boken har också en egen hemsida; www.mögelförgiftad.com